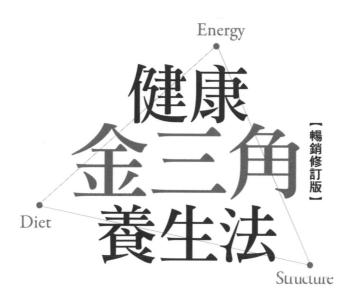

健康金三角養生法

【暢銷修訂版】

蔡凱宙醫師 —— 著

目錄Content

Chapter **1**

[概念篇]
結構、飲食、氣血，健康金三角　044

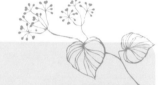

Chapter **2**

[物理篇]
找回身體原有的健康曲線　058

雙足合併

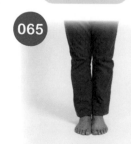

065

臍對鼻間

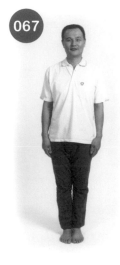

067

雙手合十

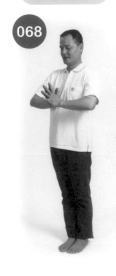

068

長臂撐脊

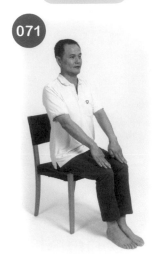

071

三分板凳

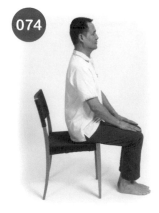

074

兩腳併攏

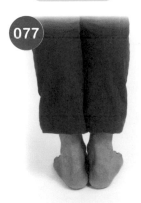

077

單腳獨立（金雞獨立）

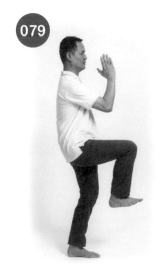

079

Chapter 3

[化學篇]

飲食、土地與健康 118

自然醫學 …… 120

找出過敏原，遠離病痛 …… 120

對的油，可以治病 …… 129

BOX 自然醫學案例 …… 133

- 脊椎受傷 …… 133

雙手托天
示範動作

小七伏地
示範動作

- 自律神經失調 …… 137

閉吼開哈
示範動作

- 乾癬 …… 140

自然農業 …… 144

真時間、真實做、真食物 …… 145

天惠自然農場的啟發 …… 148

自然農法的力量 …… 151

BOX 三真健康大使館 …… 152

自然飲食 …… 154

金流點滴灌溉，搶救台灣有機田 …… 156

Chapter **4**

[氣血篇]
體內循環網絡的暢通   166

專文
推薦

[健康金三角，
啟動人體自癒力]

■ 楊榮森
臺大醫學院骨科教授

　　從書名——《健康金三角養生法》來看，就知道這本書談的是養生，用的是三種相輔相成的重要方法。國人多年以來，大多注重謀生教育，從小就未強調生活保健教育及落實，即使從事體育活動，也大都是競賽類，常常反而引來諸多運動傷害，近年來更出現養生的風氣稍有偏走的現象，大多民眾一味注重食補或只想用藥來治病，而經常忽略保持正確的姿勢、飲食和養生保健的生活形式。即使有了病痛，許多病患也大都因工作忙碌，未能配合完全的保健要求，因而在日常生活中積累許多病根，一旦年老體衰，面對纏身病魔毫無招架之力，導致可能需與慢性疾病相伴一生。

　　老年社會的慢性疾病並不少見，舉凡高血壓、高血脂、

糖尿病、關節炎、心臟病、癌症、坐骨神經痛、骨質疏鬆症等等，都是常見的疾病；有些高齡病患長期受病痛折磨，還需長期就醫的舟車勞頓或長期照護；反觀健康老者，老當益壯、健步如飛，擁有美好生活品質；這些健康老年朋友們，大都從年輕時就注重保健及養生，且持之以恆；相較之下，即明白在年輕時確實落實平日保健，才是真正的人生投資。所謂「知易行難」；保健之道不困難，但落實並不容易，回想小學至中學所上的體育課，就在指導國民從事簡單、有效的保健之道，甚至小學時代的生活保健衛生檢查，不也是在建立這些觀念嗎？難怪智者有言，一個國家的國民是否健康，要從小就教導良好的生活保健及運動養生的觀念與落實。

　　在目前的健保制度下，許多門診都是人滿為患，不少病患只得到短暫時間的診治，然後拿回一堆藥物服用。一些較大型的醫療機構，採用多科團隊方式治療，但合乎成本考量嗎？能夠持久嗎？這種方式有效嗎？若是有效，病患怎會越來越多呢？即使花費時間來說明保健養生之道，但可以落實

嗎？落實後就有效嗎？這些問題，也常會使一些有心推廣健康意識的醫師和學者，困擾不已。

　　凱宙醫師從他的實際臨床經驗及個人的參研，體悟保健養生的大道理，他指出，建構自身健康及萬物和諧的三大面向，就是物理、化學、氣血。換個名詞來說，與西醫名詞可以相通，他所談的物理即為身體結構，化學即飲食組成，而氣血乃是循環。身體物理要達到端正，才能健康，他強調「雙手托天、閉氣提肛」運動，即是「回中線、深呼吸、展筋骨、量身高」的伸展活動。在YouTube上也可看到凱宙醫師的片段身影，指導這些伸展和平衡體操，透過伸展脊椎筋骨來活動軀幹，增加肺活量，改善腸胃內臟功能，達到養生健康的目標。若配合鞋墊和健走杖，鍛鍊好肌肉力量，更可端正姿勢、減輕疼痛，提高療效，造福病患。

　　其次，凱宙醫師還重視日常飲食均衡，且強調修正飲食，攝取適當營養素來修復身體，以啟動人體的自療療護力，並減少相關疾病，他也為民眾解決如何才能得到良好飲

食的方法。他更潛心研究西醫領域以外的穴位注射與拍打，進而改善人體的循環，促進啟動人體自癒能力。這些共同形成他的「金三角養生之道」，也正是《健康金三角養生法》得名之原因，這是一種啟動人體本有的自然療癒能力的方式，有效而且持久。他更在多方面來推廣保健養生的方法，且從書中的一些就醫而效果良好的例子來看，即可明白要達到良好成效，必須有耐心且持續地和病患互動，才能達到療效；這也是落實保健養生、治病治身的真正道理所在。

　　欣聞凱宙要出書了，書名就是《健康金三角養生法》，我很欣慰，在凱宙在醫務忙碌的生活中，仍能潛心研究，探討人體健康養生道理，且能夠融會貫通，立一家之言，真令我心生欽佩；本書淺顯易懂，但道理自在字裡行間；相信許多讀者在閱讀之後，都可明白了解；希望讀者從這本書中，學到養生保健之道，並能力行實踐，相信定能遠離醫藥，永保安康。故乃不揣才疏學淺，而樂為之作序。

專文
推薦

［教您方法，也給您 能量和希望的健康書］

■ 林頌凱
聯新國際醫院運動醫學科主任、奧／亞運國家代表隊醫師

「每次去看醫生，總免不了打針吃藥。打針好像有效，但藥效過了就又回到原狀了！而且，藥吃久了，好像藥效越來越差了？！」

「開刀好可怕！而且，開刀完以後是不是還會再復發？」

這是在骨科門診常常會聽到的對話，等了好久，看得很快，結束時還是帶著好多問題離開。

如果有一天，看病的情景變成這樣：

「阿嬤，妳今天看起來很棒哦！身體又更挺直了，用『健走杖』走路變得比較輕鬆哦！」

「來，妳這個問題是會好的，妳只要回去做這個運

動……。」

離開診間的時候，您手上拿著是「健走杖」、「米球」，還有幾個隨時隨地都可以做的簡單運動。帶回家的不是一整袋的藥物，而是一整個的滿足與希望，這感覺是不是很棒？

在蔡凱宙醫師的門診，就是這樣的景況！

蔡醫師是一位非常優秀的骨科醫師，有豐富的學養、精湛的醫術，還有樂於分享與關懷的好心腸。蔡醫師會告訴您「藥物手術是減分、飲食運動是加分」，會從姿勢、動作、呼吸、飲食、睡眠、情緒告訴您不再復發的祕訣。蔡醫師也會溫柔的陪伴，在您恢復的過程，他會給您希望、給您支持、給您能量，一直到您好了為止。

這本書是蔡醫師在健康上面的真實體會，從「結構、飲食、氣血」三部分的和諧，達到身體由內而外的健康。他從「真時間、真實做、真食物」三個方向，讓我們知道健康的關鍵在於自己，而不再受限於醫生。蔡醫師用自己的故事，

帶著我們超越醫學強調「醫療」的觀念，開始啟動身體奇妙「自癒」的能力。跟著蔡醫師，我們一步接著一步做，我們可以一天比一天更健康！

　　蔡醫師是我的學長，也是我在醫者生涯的典範。我很樂意向您推薦，這本不可多得的好書。

專文
推薦

[即知即行，
到達健康和諧的彼岸]

■ 楊正華
台灣北歐式健走協會理事長

看過蔡醫師凱宙先生所著《健康金三角養生法》，我的心得是：沒有比「教導」更重要的事了。無知無法得救，惟有以先知覺後知，小至個體健康、人至生態環境保護，或人類文明才能得以精進！

本書教導人體脊椎結構端正法；汲取富含生命能量飲食健康法，以及促進氣血循環通暢運動法。招招功法，簡單易行，讓人人都能自我健康管理，當自己最好的醫生。蔡醫師以其傳統醫學經驗，融入自然醫學方法，更將觸角伸及自然農業領域，引導大家光大視野，致力於永續家園的經營發展。誠良醫足以興國！

本書第二章：「找回身體原有的健康曲線」，提及使用

健走杖，從事北歐式健走運動，乃最基本的筋骨保養操，能夠讓身體保持在平衡挺直的狀態。我心頗有戚戚焉。按蔡醫師首度提出「五肢走路」概念，所言第五肢，乃脊椎參與律動。我從事北歐式健走已進入第七年，這運動是一種享受，不是負擔。它不但讓我走起路來，抬頭挺胸，身形曼妙年輕；更由於膝蓋負擔輕省，腳步變得輕盈、快速；尤其在健走的中段，手推大力、腳跨大步，配以深沉吸呼，對肺活量之增進、腹肌等核心肌群之鍛鍊，深具成效；而健走初始及末後階段，因速度和緩，看著戶外天地景物、周遭花草樹木、飛禽走獸，不但靈感湧現，心中常充滿感恩！對壓力舒解，心智堅強，靈性提升，亦極具效果。已然不只筋骨保養，還兼具蔡醫師在第四章所提循環動力能源，即心肺功能促進、呼吸控制訓練，以及上肢、下肢（腳）肌肉鍛鍊，且能讓身心靈合一！

本書第三章：「飲食、土地與健康」，蔡醫師呼籲大家回歸廚房，用天然食材餵養自己及家人，並透過「真時間、

真實做、真食物」接受土地及食物教育，進而協助有機農友復育充滿生機之多樣性有機田，讓台灣土地成為我們及後代子孫得賴以永續生存的美麗家園。其教導，不僅讓我感動，更激發我的「行動」，起而效法。

本書第四章，蔡醫師談氣血循環通暢。教導訓練氣的數個運動，諸如「閉吼開哈」、「雙手托天」、「跟尖不倒」、「抱膝正脊」等，尤其室內營造「魚菜共生」系統，清淨環境，均頗值學習。

誠如蔡醫師所言，一輛性能良好的車子，不僅有最美的結構、最好的材質、最強的馬力，更需要有聰明的駕駛和明確的方向。特此呼籲大家閱讀此書，即知即行，不出三個月，您的身體就會產生明顯的良性變化，且經由您知覺力的提升，您越能分辨並深信本書教導的真實性，也請推己及人，讓家人、親朋、社會大眾，成為駕馭自己生命、環境列車的聰明駕駛，順利、安全，直達健康、和諧美麗彼岸。

專文推薦

[回歸自然，
就是最佳的醫療方式]

■ 黃貴帥
台北愛笑俱樂部創始人、和平婦產科診所院長

　　如果說，最近有哪一本書，是可以讓我從收到到閱畢後，都能給予讚賞評價的，那麼應該就屬蔡凱宙醫師的這本《健康金三角養身法》。蔡醫師這三十年來身體力行，從人的身體結構、飲食及氣血這三方面，去進行研究跟實踐後發現，一個人其實要維持健康並不難，且有些疾病，也不一定需要開刀才能解決，反而是將身體回歸至最自然的狀態，才是根本的改善之道。而這些寶貴的健康概念，他都無私的在本書裡分享出來，對各階層的人來說皆相當有助益，所以我也很榮幸可以將此書推薦給更多人。

　　說起我跟蔡醫師認識的淵源，可以從幾年前，我從網路上看到他的多部演講影片開始。當時我因為接觸到「愛笑瑜

伽」及「笑笑功」帶給人們的神奇健康效果，於是便成了台灣醫界第一位致力推廣「愛笑運動」的人，後來也因此成立了「台北愛笑俱樂部」，並在我自己的婦產科門診及演講時，極力推薦給病人這項運動。而當時，我無意間搜尋到蔡醫師的影片，他從傳統骨科走入自然醫學領域，並極力推廣健康金三角養生的概念，正好與我不謀而合，在去年，他被愛笑瑜伽協會理事長陳達誠邀至年會演講，這一講，便開啟了我們的友誼。

　　蔡凱宙醫師曾跟我提過，自己會走入自然醫學的領域，最大的原因便是過去在行醫過程中，雖然幫許多骨科病人開刀，但後來發現，若病人原始的問題沒有解決，那麼即使開刀後，身體仍舊無法改善，甚至之後還是會因為一些身體毛病再度進入開刀房。另外，他也發現，有些病人其實是可以靠矯正姿勢、運動、飲食、提升氣血等等不用開刀的方式來解決身體問題的，所以預防醫學及正確復健，才是對病人最有幫助。因此，我很贊同他雖身為骨科醫師，卻也是台灣難

得不以開刀為主業的醫師。

在這本書中,蔡醫師也特別將「愛笑瑜伽」(即我所推廣的愛笑運動)、矯正脊椎的「八段錦」,與健走杖等做搭配,來幫助經常痠痛及骨科病人回復健康。他認為,姿勢不良是造成痠痛的主因,所以要讓身體回復中線,平時就可以透過做八段錦裡的「雙手托天」、「閉氣提肛」等動作,來讓身體拉長、端正;而笑瑜伽裡的「閉吼開哈」、「仰天長笑」,可排出體內多餘的氣,減少鬱積造成的痠痛;再加上使用滑雪時用到的健走杖來行走,可幫助身體左右平衡。以上幾項搭配,當身體姿勢對了,痠痛自然也就沒了。

其次,書中還介紹了一種類似民俗技藝的「米球拋接」運動,這看似簡單的動作,卻可幫助老人及病人做復健。只需利用雙手交替做拋跟接米球的動作,就可以靈活老年人的肢體,如此一來,老年人動作靈敏了自然不容易跌倒;而這對臥床病人也同樣有效,除了可以讓他們在臥床期間活動雙手筋骨,還可讓大腦活絡起來,幫助復原。所以說,透過一

個簡單的動作，就可以達到不可思議的療效，這也就是蔡醫師一直強調的自然醫學的一種。

另外，這幾年台灣爆發了許多食安問題，而其實，蔡凱宙醫師早就發現，飲食其實是危害人體健康很重要的一個因素，所以他曾實地走訪參觀了自然農業耕作產地，並買有機食物回去料理，獲得身體良性的改善後，他進而成立「三真健康大使館」，希望大家都能藉由實地參觀農地、認識農耕者而得到食物教育；接著透過向產地直接購買，來促進自然農業恢復生機，讓土地回歸最自然的生態。而吃「真食物」的我們，因為身體吸收到最佳的營養，便不再處於發炎狀態，因為「真食物」對我們的身體有著極大的療癒能力，那麼身體自然不再生病。

林林總總寫下了蔡凱宙醫師在這本書內令我印象深刻，且深感贊同的一些內容，我在看完書後，收穫良多，也期待蔡醫師的努力，從社區演講、出書等預防醫學推廣出發的概念，能夠讓更多人擁有健康的身體。

專文
推薦

[多笑、行孝
帶來健康、和諧、幸福]

■ 陳達誠

台灣愛笑俱樂部創始人、
台灣愛笑瑜伽協會理事長、《大笑的驚人力量》作者

作為台灣愛笑運動的推動者之一，我經常在網路上搜尋有益健康又有趣的活動。去年3月偶然間看到蔡凱宙醫師在YouTube的演講影片，他以幽默風趣的方式介紹很多簡單實用的養生技巧，其中一個是「拋接運動」，可以訓練手、眼、腦，加強身體靈活反應能力，他說唯有腦部能夠專注，手腦能夠協調，才是快樂健康的關鍵，更能避免老年失智症！

因此我把這項運動帶進每天早上的愛笑俱樂部團練中，想不到，除了有身體運動效果，竟然也有「笑」果，笑友們像回到童年在學校操場上快樂玩球一樣，充滿笑聲。於是我就剪接蔡醫師的部分影片分享給全國笑友，當然也寫email向蔡醫師表示感謝。想不到，蔡醫師熱情回覆，表示他對愛笑

俱樂部早有耳聞，也很認同。

我進一步用google搜尋更多蔡醫師的網頁資料，當時他已經轉到王群光醫師的自然醫學診所服務，他的醫療方式已經轉向盡量不用藥的原則，利用穴位經絡、營養食品及各種功法來啟動身體的自然療癒能力，其中當然「笑」也是很好的「功法」。因為已經很多科學醫學實驗證實，大笑運動對於身心靈都能產生相當正向的影響，無論在免疫系統、內分泌系統甚至心血管系統都有正面的幫助，難怪能得到蔡醫師的認同。

他更進一步把「笑」和「孝」結合起來，鼓勵「多笑行孝」不只可帶來個人的身心健康，更可提升家庭社會的和諧和幸福。

此書是蔡醫師幾十年行醫的經驗精華，內含具體的身體鍛鍊功法，更有深刻的心靈健康哲學，絕對值得擁有一本。

專文
推薦

建構骨骼、肌肉、大腦、
心理等全方位的健康

■ 林大煜

中央警察大學兼任教授、前交通部運輸研究所所長

　　神的創造原是美好，包括一切的大自然、動植物以及人類原都是完美的，但是由於人類的貪婪、破壞、踐踏了所有的規律與秩序，以致許多事物產生了嚴重的失調，甚至反撲，使人類深受其害。

　　蔡凱宙醫師是骨科專業醫師，生性崇尚自然、喜歡親近土地，因此他以其三十年治療骨科病患的經驗，以及自身對健康的體悟及親身經歷，特別從宇宙間最自然的通則著眼，也就是每個人都要努力達到身體結構的物理端正、日常飲食的化學平衡與氣血循環的疏通流暢的三大面向目標，因此他所提出的原則非常簡單，譬如要矯正身體的姿勢，回歸自己的身體中軸線；改善自己的飲食習慣，享受自然的真食物；

創造良好的生態系統，使身體上之氣與血流通無阻礙。

　　原則雖然簡單，大家也都了解，但是一般人卻沒有好的方法與訣竅來實施，蔡凱宙醫師最難能可貴之處就在他所建構的健康金三角養生法則中，透過行醫所累積的經驗，以及親友的實際體驗中，提出了許多簡單易行的方法，有效、成功地達到身體保健的目的，以及骨骼、肌肉、大腦甚至心理等全方位的健康，為了造福一般民眾與患者，特此推薦。

專文推薦

[不同於一般西醫治療的 骨科保健養生法]

■ 廖筱春
作者就讀嘉義高中時的導師

彩霞餘暉，暖暖漫步在依風台旁看台階梯，芒果樹下，金風徐徐細數歲月點滴。「程門亭」憑欄而坐，手捧養生寶典，不停翻閱蔡凱宙醫師的《健康金三角養生法》，圖文並茂，容易學習。一頁頁細細拜讀其中的養生珠璣：「人體如車子，可分物理、化學、氣血三部分」，不禁莞爾一笑——可謂難得的醫學新妙喻！耳畔響起妹妹的話語：「老姊，妳的學生蔡凱宙醫師正是當今骨科權威呢！他的雙手托天、健走杖理論，我們台中許多退休老師信服得很……。」沾光了，真是與有榮焉。

話說我與蔡醫師的師生緣，那是在中南部桃城的山仔頂，最高學府有著一座四合院校舍，緊緊圍護著雨豆校樹，

升降旗時飛砂滾滾、三千學子的黃土高原，走進校門長長的椰林大道步步牽引，有著代代賢俊進進出出的嘉義高中！記憶浪濤，依稀又見青春少年蔡凱宙頎長身影，穿過教室走廊，微揚著清俊消瘦的臉龐，器宇不俗，目光暐如，傑出於眾弟子群中！他自課嚴謹，不苟笑鬧，但知努力求上進，謹言慎行，孜孜矻矻，不容自己有絲毫的浪費時間。宛如鵬鳥振翅欲上青天，追尋高遠的生活目標！

爾後，藕斷絲連，曾經在觀賞電視節目主持人談骨科復健，一一介紹來賓時，忍不住驚呼：「哇！是國泰醫院醫師蔡凱宙！」忍不住熱衷腸一番！偶有機會連絡上這位「甚於藍」的高足，已是幾年後的事，也已經亦師亦友了。蔡醫師留美前的email告訴我他部落格裡有醫學常識的分享，使我解惑不少，體悟到真正的好醫師當如是大度而不吝嗇的，蔡醫師不同於藏私不容病患多問的嚴肅醫師，多方關愛，教育病患基本護身常識，親切而風趣！

又是幾個春秋後，蔡醫師告訴我他離開國泰醫院，駐聯

合醫院研究自然醫學治療法與自律神經。偶得蔡醫師贈光碟片，步步尋蹤；驚然發覺那與一般西醫不同的醫學！如同書中所言：「自然醫學在基礎生理、生化、營養學的臨床做實驗」，「突破傳統醫學……見樹不見林……」，「從食物營養、化學角度追求健康」；積極奮進的他更上一層樓，拓展新的醫學學習，不僅跨越了醫學生涯，更得人生新境界！

前不久，欣聞蔡醫師診所新成立，在在造福病患，依然不停忙碌：「一半時間從事骨科結構調整，另一半時間從事自然醫學。」蔡醫師是怎樣的活潑生命？令我汗顏。濃縮記憶中，那年還是大學生的他回母校，閒話結語中他說：「老師，妳還騎摩托車？應該學開車了！」猶如一粒石子投在我平靜的教書生活，起了陣陣漣漪：「難道是我的日子太安逸而沒長進？」就是這樣術業有專攻，「師受照顧於弟子」，電話中傳來溫馨的話語：「老師，我寄亞麻籽油給妳喝，它非常好，養生呢！」雖說不煩勞，我心卻一時如三月陽光煦煦，幸福滿滿！

　　2013年在新竹三真自然農法的天惠農場、宜蘭三星鄉行健村，蔡醫師又有新運作，大力推行搶救台灣的有機田；揭櫫「養生之道，即是好生之德」，書中所謂「氣血循環」，為社會人氣聚集，「永續生存美麗動人、物產豐富的自然家園！」懷抱如此卓越的人文關懷，醫療人、也營造有機田，利用分解力強大的土中微生物當作肥料，醫治土壤對抗病蟲害。現代良醫典範，擁有上天的好生美德！

　　闔上書，內心悠然揚起一首青春旋律：「每個人心中有一畝田，用它來種什麼？種桃、種李、種春風……。」正是我讀後的心聲。

專文推薦

[健康因智慧建造，因聰明立穩]

■ **呂日星**
前真耶穌教會傳道師

　　蔡凱宙醫師是健康的傳教士。當安息日在會堂共享愛餐之時，他熱情分享的健康理念，常讓我有驚豔之感。譬如，維持平衡的祕訣就是減少底面積，這不就是我一輩子在做的事嗎？無論是練太極拳的單腳站樁，或是上下樓梯只用腳掌前半部著地，甚至騎機車，都是在訓練大腦（軟體）快速的運算，與身體（硬體）的即時協調。又譬如，傳說中有種運動可以預防骨質疏鬆，在這書中終於揭開其神祕面紗，原來就是隨時隨地可做的「跟尖不倒」。

　　蔡醫師以傳統醫學為基本素養，經過自然醫學的歷練，與自然農業的體會，發展出宏觀的健康法則。《健康金三角養生法》把握了健康金三角：身體結構、飲食組成與氣血循

環。這書的出版對我而言，又是另一個驚豔。在此先對作者
分享的理念作一系統性的介紹：

一. 身體結構（介紹十二種運動）

二. 1. 回歸中線（包含輔助工具：專屬鞋墊、北歐式健
　　　走杖）

　　2. 減底面積

　　3. 補活動度

　　4. 末梢連動

三. 飲食組成

　　1. 找出過敏原

　　2. 適量營養素

四. 氣血循環

　　1. 穴位拍打

　　2. 氣的運動（共八種）

蔡醫師在第二章「物理篇」有關身體結構的論述，著力

甚深，因為這是骨骼健康的基礎建設。為了預防老化對骨骼結構性的傷害，蔡醫師提出十二種簡易有效的運動。這些運動，能幫助中老年人維護骨骼健康，進而提升中老人的生活品質。這些運動的美麗成果，就是減緩老化，保障老人行動的自由度，減少健保局的支出，甚至減少對環境的傷害（減少成人紙尿褲的使用量）。

《健康金三角養生法》所呈現的，是骨骼健康的科學與藝術。對害怕開刀的老人而言，蔡醫師提供另類解套之路，就是健走杖結合鞋墊與PRP關節注射。甚至平板電腦的APP遊戲，都可讓老人用來健腦防跌倒。

聖經箴言第二十四章說：「房屋因智慧建造，又因聰明立穩；其中因知識充滿各樣美好寶貴的財物。」智慧的抉擇帶來幸福，愚昧的抉擇帶來禍患，這是人生的鐵律。智慧可說是與幸福畫上等號，《健康金三角養生法》是智慧的結晶，是理論與實踐的完美融合。願所有讀者，藉著這書的智慧，「因聰明立穩」，行動自如，享受幸福，人生圓滿。

專文推薦 [一位關懷病人、 厚愛社會的好醫生]

■ 王陳明珠

健康金三角養生法實踐者

　　我剛剛過88歲生日，有腳痛、腰痛的毛病很多年了，我常常為了這些痛去看醫生。有一次，我到住家附近的國泰醫院，等著看醫生，不知是大意還是巧合，我被蔡醫師「看」到，蔡醫師不認識我，但是卻很親切又熱心的為我檢查，還當場教了我很多為自己復健的妙招，我馬上被這位不尋常的好醫師吸引住了，以後就都只找他看「病痛」。

　　因為蔡醫師幾年前曾經在美國亞特蘭大的艾默里（Emory）醫院做研究，全家在那裡度過了一段快樂時光；我的女兒剛好住在亞特蘭大，我也去過那裡多次，因此，我們每次見面，都會講到亞特蘭大，我相信他在亞特蘭大那一年一定擁有很愉快又豐收的記憶。

　　我所認識的蔡醫師熱愛讀書及研究，除了醫學的書，他也不時看各種不同主題的書，研究新的事物。我送他我女兒寫的幾本書，他竟然在繁忙的工作之餘，很快讀完，還不時跟我說些讀書感想，他也因此和作者認識成為好朋友。這幾年，他認真研究自然療法及自然農業，這些都是我過去多年來有興趣學習的東西，因此當他為我介紹他的研究心得時，我便很高興的成為他的忠實病人。我還曾經特別到新竹附近去看他參加耕作的農場，為此很感動。

　　一個聰明又熱情的人，往往也是興趣廣泛的人，我在蔡醫師身上，看到他這些優點，他除了對病人真誠關懷外，對社會也厚愛，他總是說，希望他的自然療法及農法可以幫助社會各階層的人，生活得更有品質，因此他在看診忙碌的時間外，還不時到處演講，教育許多人。

　　作為一個獻身醫學幫助病人的醫師，他也不忘充實自己，他利用僅剩的一點時間，去修讀EMBA學位，推行健走杖的好用途，也虔心研發矯正鞋墊，甚至還找時間寫毛筆

字、種菜，奉獻金錢心力給教會，他是個不能為自己的生活及理想剎車的好醫師。

每個成功的人，身邊一定有一個推動他向前行的好幫手，蔡太太慕欣便是這樣的角色。她與蔡醫師夫妻鶼鰈情深，蔡醫師現在亮麗美觀的診所，是她多月辛勞設計參與的成果，他們是我見過值得表揚的好夫妻。

這次蔡醫師要出版的新書，內容很多都是他這幾年來教我，也要我認真實行的好方法，我受益很多。雖然我年紀不少了，但是我仍然很積極活動，到處「趴趴走」，有時去畫圖，有時去唱歌，今年還去美國看女兒一家，大家都稱讚我畫圖畫得好，唱歌歌詞也記得，身體也還好，我想，蔡醫師不時叮嚀我的養生之道，絕對是有幫助的。

我很高興可以在這裡推薦蔡醫師，也鼓勵大家讀他的書，聽他的演講，希望大家可以跟我一樣，受惠於他的仁心仁術，我作為蔡醫師多年的病人及好朋友，能夠為他盡一份心力，也就歡喜滿足了。

作者
序

[開創台灣
自然骨科新風貌]

這本書記錄了從2011年至2014年，一位中年的骨科醫師因為自身健康因素離開醫學中心之後，追尋健康的生命歷程，以及此後致力於以非手術的方法解決病患骨科疾病的臨床經驗。

文化融合，身心健康

身為台灣人，處於中國、日本、美國三大強權的勢力交會之地，我從小接受四面八方文化思想，以及生活科技的滋潤。在美國亞特蘭大艾默里大學脊椎中心（Emory University Spine Center）進修兩年，做研究、寫論文，去國懷鄉的留學生活，加上參加Atlanta Dogwood Toastmasters演講協會，不僅

讓我學習到簡單幽默的演講技巧，也結交了來自世界各地的朋友。

台灣是個獨具優勢及特點的國家。以歷史地理為例，地處於太平洋西岸第一島鍊中心點的台灣，自古以來就是南島語系民族航向太平洋與印度洋的大本營，祖先們的航海技術高超，東北到夏威夷，東南到復活島，南到紐西蘭，西到馬達加斯加。以語言文化為例，台灣語言有一部分是由平埔族的話語衍生過來的，台灣話的夫妻叫做「牽手」就是一例，意指男女一輩子都互相牽手，相攜相扶，恩愛甜蜜。

血液之中，我們吸收了各種文化的優點，就如同目前我運用在蔡凱宙自然骨科診所的治療方法，結合了中國古老的穴位、太極拳、八段錦；日本的礒谷式療法、維他命B_{12}穴位注射；北歐芬蘭的滑雪式左右平衡健走杖；印度的大笑瑜伽、台灣的愛笑瑜伽；瑞士的PRP血小板再生自體血液生長因子；德國的疼痛治療軟組織震波；南半球澳洲的足部力學矯正墊；美國的傳統骨科醫學、脊骨調整術與增生注射術，

以及美國脊椎側彎協會的生物力學。我們結合了古今中外、南北半球的知識和技術，藉由患者的主動配合，成為簡單有效「自助助人」的保健功法，也深入社區演講和社會大眾分享臨床心得。

網路世界，一家親

因為有許多患者朋友將我在各地的保健演講影片上傳到YouTube，再加上智慧型手機的直覺使用，及Line的方便可愛，使得這些演講片段在網路上廣為傳閱、造成極大迴響。以2012年在樂齡學園「雙手托天」的演講為例，竟有超過150萬人點閱！這些都是因為在這個低頭滑手機、看電腦的網路時代，人體因為曲而不伸造成疼痛，所以藥物手術只能治標不治本！自然骨科就是利用很簡單易行的伸展功法，以簡短的時間就能夠達到端正脊椎、遠離疼痛的效果。目前在自然骨科診所，指導患者的「太極OK」健走法，利用左右平衡健走杖，結合太極拳協調鬆柔，接地之力，手到腳到，虛靈頂

勁，收尾閭的古老智慧。一天15分鐘的走動就能有效伸展脊椎，筋骨鬆柔，遠離疼痛！

環境健康，身體強

　　台灣的晶片產業技術，讓智慧型手機和電腦成為全世界的民生必需品。我們賺取了大量的金錢，卻也汙染了這塊美麗的福爾摩莎！癌症成為近三十年來的台灣第一死因，和飲食及慢性發炎最相關的大腸癌，連續七年是發生率第一名！我在2012年接觸王群光醫師的中道自然醫學，用食物過敏原及細胞營養療法治好了自己與家人的疾病，也看到許多重大傷病卡的患者改變食物之後不藥而癒！在2013年接觸日本的自然農業，利用微生物的分解力，讓植栽遠離農藥，讓動物遠離生長激素及抗生素！新竹湖口「天惠自然農場」的高義英老師，翻譯了《阿婆不可思議的菜園》漫畫書，著重食物教育，讓小孩子們自己動手在校園種菜。2014年開始在湖口國小推動「校園菜戰勝大腸癌」的計畫，盼望有生之年能夠

藉著校園菜圃的食物教育，減少下一代的大腸癌發生率，成為名符其實的「菜醫師」！

善良商業，帶來健康

為了推廣健走杖，我從2014年初開始進修芬蘭國立阿爾托大學（Aalto university）的EMBA，第一堂課施正屏教授的總體經濟，帶來許多啟發，原來宏觀經濟的環境、勞力、資本、技術，也會深深地影響人體健康。因為研究商業模式，讓我更了解關心社會，也在診所開始團購南部親友種植的作物。這一年我去芬蘭的首都赫爾辛基進修，看到芬蘭人用左右平衡健走杖訓練老人的肌力及柔軟度，防止失能失智。我將他們的智慧帶進治病方法中，並教導民眾利用簡單功法自我伸展，希望能幫助電腦族遠離疼痛，更希望台灣的長輩們不但長命百歲，而且能「頭腦清楚，行動自如」！

立足台灣,航向世界

此書彙整了我過去多年來寶貴的臨床經驗、對社會的觀察、自己親身體驗的心得,再用結構、飲食、氣血等三個面向加以分析構成健康的要素,藉此幫助更多人回到上帝創造天地萬物時本身即具有的原理、原則,並以此得到自我健康及萬物和諧的目標。

最後盼望藉著這本書,不僅幫助台灣的讀者,也能夠幫助許多由世界各國來到台灣的新住民媽媽們,用簡明的文字圖片,將這個簡單的功法藉由台灣的孫子們帶回給遠在海外的外公外婆們,讓台灣的孩子們向東南西北,四方八垓散播簡單有效的自然養生法!

感謝天父,愛人如已

感謝主耶穌的帶領,讓這本書能夠順利出版。需要感謝的人很多,感謝嘉義父母親的栽培教導,感謝多年來相攜相

扶、執子之手與子偕老的「牽手」慕欣，感謝台北岳父岳母的指導照顧，感謝迪淮示範動作及對診所的盡心盡力，感謝潤苗遠在香港依然透過網路推薦、口耳相傳，感謝神所賜的兩個兒子君臨、君閱，我在照顧你們的過程當中體會「醫者父母心」的意義。

感謝台大骨科主任楊榮森教授多年來的指導及寫序推薦，楊教授著作等身，視病猶親，是我習醫多年來的學習榜樣。感謝王群光院長的自然醫學，讓我和家人們重獲健康，也開啟我一條奇妙的生命旅程。感謝祐寧醫療體系簡志訓院長的支持照顧，讓我在新竹新豐的日子，過得豐富薪足！感謝台灣北歐式健走協會楊正華理事長、陳富景董事長、陳禹均祕書長、周英俊理事多年來，一起努力推廣「自助助人」的「左右平衡」健走法。感謝希望基金會紀政董事長的指導支持，推薦本書。感謝台灣愛笑瑜伽協會陳達誠總校長的指導支持及寫序推薦。感謝壢新醫院林頌凱醫師的指導及寫序推薦。感謝三軍總醫院黃貴帥主任介紹原水文化出版社及寫

序推薦。感謝原水文化的林小鈴總編輯、潘玉女副總編輯，感謝黃鈺雲女士、周富美女士在文字上的整理催生！感謝宜珍多年來幫忙經營部落格，目前已超過10萬位訪客。感謝嘉義中學廖筱春導師在中學時期的文學教導，讓我有基礎的文字表達能力，更感謝老師寫序推薦。感謝林大煜執事在大學時期，對於青年團契文宣工作的指導，更感謝他寫序推薦。感謝呂日星傳道在景美教會及FB的指導支持及寫序推薦。感謝王陳明珠女士多年來的支持鼓勵及寫序推薦。感謝中國醫藥大學林昭庚教授的推薦。感謝國泰醫院物理治療學會簡文仁理事長的推薦。感謝歐首物理治療所胡世銓院長的推薦。感謝資深媒體人鄭弘儀先生的推薦。感謝台灣師範大學及阿爾托（Aalto）EMBA的施正屏教授的指導及推薦。感謝自然骨科診所的工作人員，永娸、泳瀠、新平、芝陵，在這個溫馨的診所一起助人。還有許多的親友患者未能一一提名致謝，願天上的真神賜福給大家！

Chapter **1**

[概念篇]
結構、飲食、氣血，
健康金三角

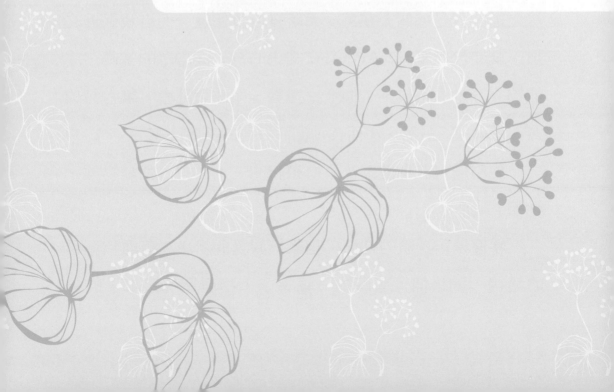

世界衛生組織(WHO)定義65歲以上的人為老人，當老人占總人口比例7%時，即為高齡化(aging)社會，占14%時為高齡(aged)社會，到20%則為超高齡(super aged)社會。

台灣的老年人口在1993年已超過7%，到2012年攀升至11.2%，全台兩千三百萬人口當中，老年人口約佔了250萬人。根據經建會預估，到2017年，我國的老年人口將超過14%，預估在2025年，老年人將會超過20%。

台灣邁入高齡化社會的速度之快，實在令人驚懼，在這過程中，最重要的不僅是醫療、安養或長期照護，其根本解決之道，就是每個人在每一天落實自我保健。而自我保健之道，就在於簡單、易行，又有文化的背景與群眾的基礎，才能夠充分地量化成為一個全民運動，而改變社會，讓台灣成為一個健康、長壽、小而美、富而好禮的美麗國家。

能夠達到自身健康及萬物和諧的三大面向，就是物理、化學、氣血。

物理是指身體的結構，**化學**指飲食的組成，**氣血**指循環的通暢。如果把人體視為一輛車子，物理指的是車子的外

形、結構，化學則是製造車輛使用的材料、材質，而氣血就如同車輛引擎的燃燒效率、進氣量、排氣量、馬力和加速度。一輛性能良好的車子，不但有最美的結構、最好的材質、最強的馬力，更需要一個聰明的駕駛和明確的方向。

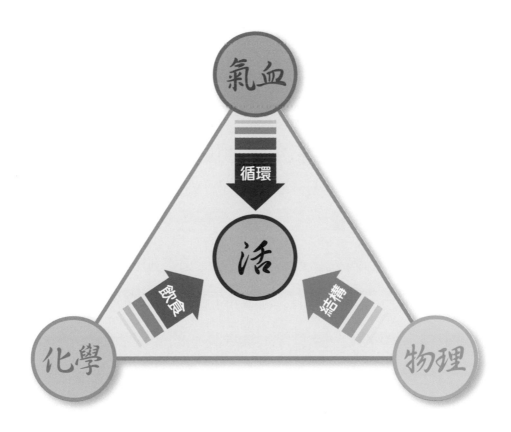

健康金三角

物理端正

物理端正代表人體左右前後的平衡，而平衡的祕訣就在於回歸中軸線。就像在摺紙飛機時，一定要先找到中線，才能夠摺出造型完美的飛機。其實人體也有一條中軸線，這也是我們要讓身體保持端正最重要的基準線，就是先把鼻尖對肚臍，再對兩腳合併的中線，這也是身體伸展的長軸線。我們能夠很自然地找到這條人體中軸線，就像在量身高的時候，自己會找到一個讓身體端正伸長的姿勢。

為了避免身體因老化而蜷曲「縮水」，平時就要經常提醒自己維持「量身高」的姿勢，把自己的身體拉長、小腹收縮深呼吸，讓身體端正、氧氣充足，如此一來，自然就可以遠離筋骨痠痛的困擾。

在行醫診治病人之餘，我經常四處巡迴演講，並多次強調「雙手托天、閉氣提肛」運動的重要性，簡單地說，就是「回中線、深呼吸、展筋骨、量身高」的伸展活動。

為什麼我們要做伸展運動呢？因為在久坐少動的電腦化

人體中軸線

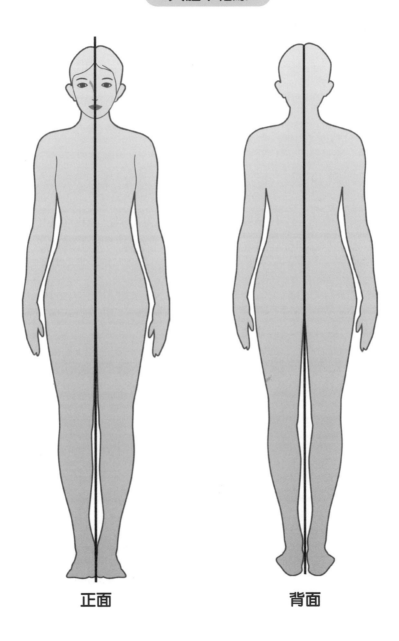

正面　　　　　　　　背面

社會，伸展活動是一個人人都需要學習、練習的簡單生活技巧。我通常會建議前來門診的背痛患者，在每天的日常生活中，每隔一小時花一分鐘做三口深呼吸，同時做三次雙手托天、閉氣提肛的伸展體操。如此不但可以有效緩解痠痛，也有助於恢復優美的體態。

至於「量身高」的動作，在臨床診斷方面是一個很重要的參考資料，如果患者是小朋友的話，量身高可以評估生長的曲線，若是老人家的話，則可評估病人老化的嚴重度，因為老年人身高變矮通常是因為脊椎骨骨折、椎間盤老化和關節變形攣縮，因此建議銀髮族最好每一個月量一次身高，並做好紀錄，以便及早發現身體是否出現物理上的異常或變化。

當我們經常注意身高變化，又注意平時的身體姿勢，並透過伸展脊椎筋骨，讓軀幹充分伸展，不但可以增加肺活量，也能夠促進腸胃內臟的功能，讓內臟保持在不受壓迫的狀態，才能充分發揮消化食物、吸收營養的功能，藉此達到養生藏精、長壽健康的目標。

　　在平衡方面，人體行走時接觸地面的兩腳是主要接觸點，但是因為雙腳與地面接觸時產生的反作用力，容易讓許多扁平足、拇趾外翻、O型腳、長短腳的人，造成骨盆歪斜的後遺症，症狀再嚴重一點的話，就會變成脊椎側彎、背痛及肩頸痠痛。

　　因此在治療背痛和膝痛之時，我大多會請患者脫下鞋襪，觀察他們足部和膝蓋是否出現變形狀態，而不是只在局部做治療。因為人體是牽一髮動全身的精密構造，這種整合的平衡要從足底和地面的接觸做起，就像汽車的四輪定位設施，萬一不慎失衡，就很容易造成車輛磨損。

　　根據臨床診治經驗發現，有許多接受手術置換人工膝關節的患者，大都有腳部大拇趾外翻變形的情況，還有一些曾在膝關節打過多次玻尿酸的患者，沒有明顯的療效，最後還是經由製作專屬鞋墊，藉此矯正得到很好的治療成效。

　　製作專屬的鞋墊並加以調整，可以讓腳底和地面的接觸面積增加，並減少接觸壓力，使得原本不平衡的下肢壓力平均分布，如果再加上穴位拍打和穴位注射，就能夠緩解全身

的疼痛。有鑑於此，身體平衡必須從腳底做起，才能夠得到全面性的治療與健康。

北歐式健走杖是一種協助我們在走路時讓身體左右與前後保持平衡的工具，因為當我們雙手都拿著手杖行走時，自然地就會左右平衡施力，再加上健走杖的桿子高度大約是到胸口的膻中穴，持杖行走時能夠促使身體挺直，跟拿著兩支枴杖般的雨傘向前傾斜的走路方式非常不同。

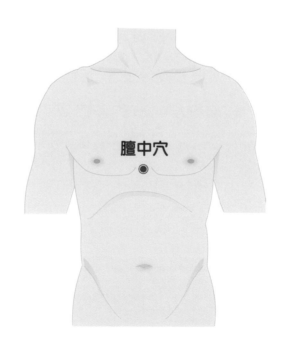

　　在臨床上，我運用健走杖結合鞋墊與PRP關節注射的方式，治療了許多關節嚴重變形、重度退化且年紀大不願接受手術的患者。累積這些珍貴的臨床經驗後，我發現只要把肌肉力量鍛鍊好，就可以保護關節防止變形，當人體的氣血通暢之時，疼痛感就會緩解。

　　在門診時我經常建議，所有下肢關節疼痛與脊椎疼痛的患者，可以藉著每天使用健走杖走路15分鐘的運動方式，讓身體伸展並訓練伸展肌肉，再配合深呼吸的動作，就可以端正姿勢、減輕疼痛。我們要將使用健走杖、深呼吸看成是基本的筋骨保養操，如同刷牙一樣每天進行，只要有耐心地持之以恆，就能夠讓身體保持在一個平衡挺直的狀態，也可促進內臟的功能，讓呼吸深長，排便順暢。

化學平衡

現代人的日常飲食食物多樣性不足，如果又有偏食的習慣，就很容易造成許多因為營養不均衡而引起的疾病。再加上現今社會農作物生產過程失衡，以及加工食品充斥的問題，使得過敏原越來越多。在此情況之下，就需要透過化學平衡的方式來改善。

化學平衡就是運用自然醫學找出食物過敏原、修正自己的飲食習慣；用適量的營養素修補自己的細胞膜、神經細胞、腸黏膜。如此一來，身體的吸收和協調、控制就能夠恢復，自然能啟動人體的自療能力，讓身體得到最好的修復。

除了日常飲食和人體健康失衡之外，另一個值得關注的是生態不平衡的問題，主要是因為人群離開生產食物的土地，集中到都市生活，而食物被加工成為容易保存的食品，失去部分營養價值因而產生。

以油脂為例，必需脂肪酸Omega3因為食品加工而喪失，造成目前許多人因為必需脂肪酸的失衡而造成細胞膜不穩

定，其中神經細胞的受損，會造成情緒不穩、注意力不集中、自律神經失調。而腸道、呼吸道則因為黏膜受損造成不正常的蛋白質滲漏。

　　簡單地說，天然美味的自然農作物就是最好的療病能量，吃當地、當季食物，就是最高的飲食指導原則。行醫多年以來，我從傳統骨科走入自然醫學的領域，再從自然醫學走入自然農業的環境，進入芬蘭國立阿爾托（Aalto）大學EMBA研讀時，又受到杜玉振教授的啟發，成立「二真健康大使館」，好讓台北的親友與病人們，有機會參觀並認識用心耕作的農友。也盼望藉著參觀農場得到食物教育（Education）和直接購買的經濟活動（Economics），能夠讓台灣本地的農田恢復生物多樣性。讓環境（Environment）回歸自然，雖然「假食物」造成人民生病，但「真食物」也同樣有著極大的療病能力。

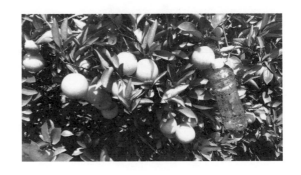

　　身為診治病患、緩解病痛的醫療人員，在深刻認識真食物之後，心中更多了一份使命感，深刻體認到城市的消費者們，可以好好利用周邊的人際網路、網際網路，去發掘並支持更多用心耕種的在地農友，致力於讓我們的食物安全、保留最天然的營養，避免讓身體處於慢性發炎的狀態，自然就可遠離各種疾病。

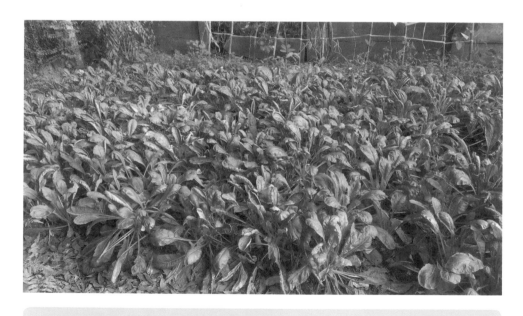

天然美味的自然農作物是最好的療病能量，吃當地、當季食物，是最高的飲食指導原則。

氣血通暢

　　血液循環就是身體的新陳代謝。這些年研究穴位注射與拍打的臨床經驗之中，深深感受到人體的氣血循環若通暢，即可以啟動很強的自癒能力。若再加上身體姿勢端正、日常飲食用自然農業充滿生命力的農產品，如此的金三角養生之道，不但讓自己身體健康，社會經濟活絡，環境也會因自然農業恢復生機。

　　氣血循環不是單指人體的養生之道，更是代表社會上的人氣聚集與互相的支持。良好的血液循環令身體健康，就如同金錢的流通，能夠讓生產真食物的農友得到公平的交易。如此一來，台灣的土地恢復了生機，因為台灣人的「好生之德」，用這片土地上最天然的食物餵養我們最親愛的家人，於是這樣的養生金三角帶動一個正向能量。

　　真善美乃是人生的追求目標，用「真時間，真實做，得到真食物」，存著「善心，善行，結出善果」，藉著「美人，美食，成為美地」，讓台灣的後代子孫能夠永續生存並共同享有這個美麗動人、物產豐富的自然家園。

Chapter 2

［物理篇］
找回身體原有的
健康曲線

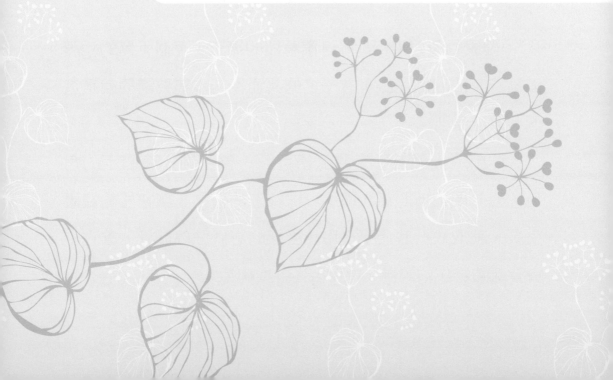

回減補末強筋骨

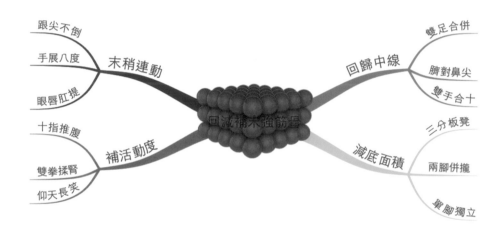

回減補末強筋骨心智圖

跟尖不倒
手展八度 — 末稍連動
眼唇肛提

十指推腹
雙拳揉腎 — 補活動度
仰天長笑

回減補末強筋骨

回歸中線 — 雙足合併
臍對鼻尖
雙手合十

減底面積 — 三分板凳
兩腳併攏
單腳獨立

　　健康物理要素指的是身體骨骼的端正，身體骨骼的維護與維持（maintenance）有一定的共通性，本篇要講的就是這個共通性原則。

　　神創造人體有一定的脈絡可循，醫生則扮演園丁的角色，至於要如何照顧人體這一株特別的植物，讓它能夠健康生長，就取決於我們平日用什麼樣的方式強健筋骨，讓它不會背離造物主的設計，進而衍生各種病症。

　　舉我們日常刷牙為例，牙齒有很多面，包括側面、上面、後面跟牙齒兩邊的牙縫，所以刷牙時每一個面、甚至是牙縫，都需要仔仔細細地刷乾淨，才能確保牙齒的健康。

　　骨骼跟牙齒一樣，如果平時有一些動作沒有做到，就像刷牙沒有清潔到的區域，那個地方就容易出狀況，日積月累下來就會產生問題。這也說明當人體的健康失去平衡時，其實並不是一下子失去，而是慢慢的出現狀況。門診中有很多患者來看診時習慣提到：「我今天忽然怎麼樣、怎麼樣，哪邊忽然不舒服……。」其實狀況的發生就像一張桌上的卡片，被慢慢推到桌子邊緣，最後失去了平衡而掉下去。

　　所謂「見微知著」、「防微杜漸」，這些話語都在提醒我們，維護自身健康也要有「預防」的概念，有了這樣的認知，才能夠有警覺性與智慧去維護身體的健康與平衡。在日常生活中建立起有益健康的保健習慣，防止身體慢慢地往疾病方向發展，就是平時對健康的維持與維護。

　　例如，有一天，年邁的母親突然告訴我：「你買給我的新鞋子穿起來感覺好重！」我聞言之後開始擔心，因為她患

有糖尿病多年，我替她買的那雙新鞋，重量只比舊鞋子多出300公克的，平均一只鞋子只多出150公克；照理說，150公克是很輕的重量，但是對母親來說，卻已經覺得很重，這表示她的下肢肌肉力量可能又萎縮許多；再觀察她的走路狀況，果然比以前緩慢許多。我心裡明白，這是一個危險的警訊，因此建議媽媽開始練習拿健走杖走路，可以協助她走路速度加快一些，並藉此維持肌肉的力量。

從母親的例子看來，只要多用一點心，就可以從一些日常生活的小地方，看出人體健康狀態變化，因為我們對自己的身體最清楚，所以一定要學會觀察自己的身體，留意它出現什麼樣的改變。

除了觀察自己身體的健康狀況之外，也可以透過「回減補末強筋骨」的簡易動作，達到身體平衡的作用。「回減補末強筋骨」分別是指**回歸中線、減底面積、補活動度、末梢連動**，這些動作好記易學，是提供給大家讓身體透過物理端正維持平衡的簡單方法，每天做可以維護強健的筋骨，以達到維護並維持健康的目標，亦是養生之妙方。

回歸中線

現代人因為長期久坐，造成身體前曲的時間較多，伸展的時間卻很少。回歸中線的動作就是協助改善骨骼前屈的狀態，讓身體骨骼回復到正確的位置。

回歸中線就像我們在摺紙飛機時，要先把中線摺出來，做出來的飛機才會左右平衡，飛得又高又遠。人體也是同樣的道理，如果時常維持住中軸線，就可以避免發生因姿勢不良造成的骨骼毛病。

人體的中軸線從正面來看，就是從鼻子至肚臍到兩腳合併的腳尖；從側面來看，中線就是從耳朵到肩膀到腳踝的外側。回歸中線的動作很簡單，可分三部分：**雙足合併、臍對鼻間、雙手合十。**

人體中軸線

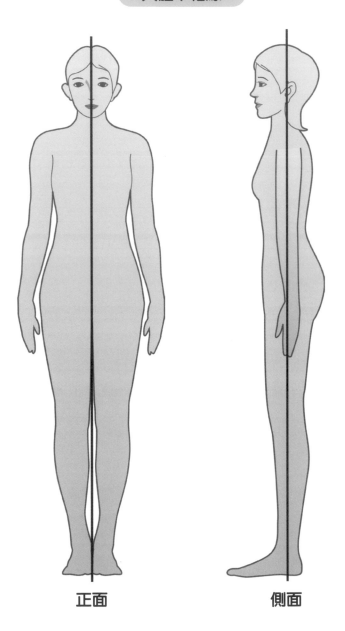

正面　　　　　　　側面

雙足合併

　　人經常處於雙腳打開的狀態，例如行走、坐下、站立，通常這個狀態下的姿勢，雙腳施力較不容易平均分配，於是容易造成左右骨盆的位置高低不一，當左右骨盆高低不同時，上面的關節就會連動而使脊椎扭動，也就是所謂的姿勢不良。

　　但我們也不可能像站崗的衛兵一樣，成天雙腳與肩同寬，動也不動。所以，如果一天中最少有一個小時讓身體回到中線一次、校正一下，只要每一小時花一分鐘做一次回歸中線的動作，對身體就有很大的幫助。

　　回到中線第一步是兩隻腳合併，這是很簡單的動作。做這個動作時，不要只用腳的邊緣或是腳大拇趾支撐，一定要十個腳趾頭都放在地板上，讓整個腳掌穩穩地貼在地上。

　　兩隻腳合併以後，還要配合屁股夾緊的動作，但是該如何把屁股夾緊呢？類似我們在搭乘電梯時，突然想放屁，但考量到人很多、又處在密閉空間，相當不好意思，為了忍

住，會把屁股夾緊、提肛一下，這就是屁股夾緊的動作。這
動作會用到腹部的力量，讓你的身體更挺、站姿更有力。

雙足合併

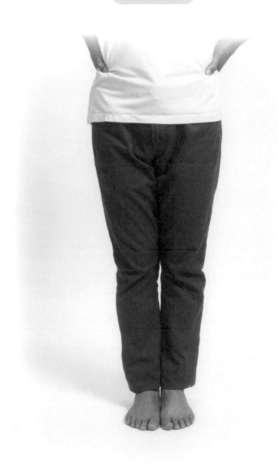

臍對鼻間

接下來是上半身的中線對正，那就是鼻尖對準肚臍的位置。鼻尖對肚臍可以讓你的頸部跟胸椎、腰椎對齊，整個上半身就可回到中線。

臍對鼻間是上半身的中線校正，也就是脊椎跟肩膀的平衡；肚臍對合併的腳尖，則是下半身的中線校正，也就是骨盆跟腳的平衡，骨盆一平衡，身體就會回歸中線。

臍對鼻間

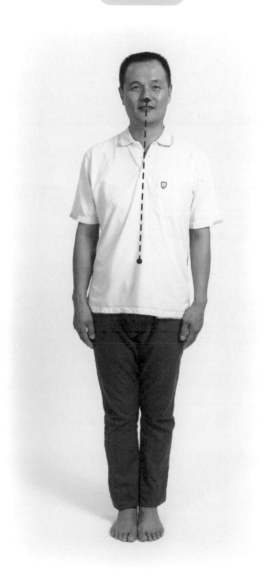

回歸中線 ⋯⋯ 雙足合併、臍對鼻間

雙手合十

台灣人很喜歡做「保佑」這個動作，其實這個「雙手合十」的動作，就是回到中線的一種。當雙手合十用力互推的時候，腹肌會用力，身體也會自然而然回到中線來。這個動作會促使肌肉收縮，產生能量，讓身體熱起來，因此覺得冷的時候，也可以做這個動作。如果覺得身體熱的速度太慢，可以把屁股抬高一點，形成有點小半蹲的姿勢，相信不到20秒就會馬上流汗了。

這是一個簡單利用身體的例子，每個人應該多了解自己的身體，跟自己的身體對話，這是得到健康最基本的原則，傾聽身體的聲音與訊息，你會發現，許多疼痛都是身體在跟你對話。

雙手合十之後，深呼吸往上推，頭有點往上仰但不必仰太多，大約15度即可，這個角度就像我們用鼻孔看人、得意的笑那樣的角度。

雙手合十

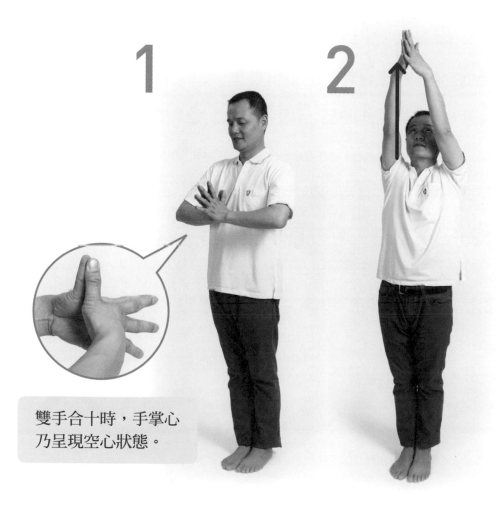

1

2

雙手合十時，手掌心
乃呈現空心狀態。

　　深呼吸往上推後，開始閉氣，能夠閉多久就多久，5秒也好、10秒也好，一般來說，一天15次，每次15秒，一天大概225秒，就會得到很好的效果。

　　如果你是上班族，大部分時間坐在辦公桌前，不方便隨時站起來，也不好意思把手舉起來，但又希望在上班時間可以做回歸中線動作的話，可以採取彈性作法，就是把兩隻手放在桌上，或是椅子上或膝蓋上，然後雙手伸直往下壓，就如同彈鋼琴時壓鍵盤的動作，壓下去的時候，你會感覺身體彈起來，腰椎挺直，身體自然就正了。

　　坐著的時候注意不要翹腳，一樣要雙腳合併，翹腳會令骨盆扭轉，無法回到中線。我們不得已要翹一下腳時沒有關係，記得一段時間就坐正回來即可；或者你平時已經習慣翹腳的姿勢，也沒關係，一樣記得最少一個小時要回歸中線一次。

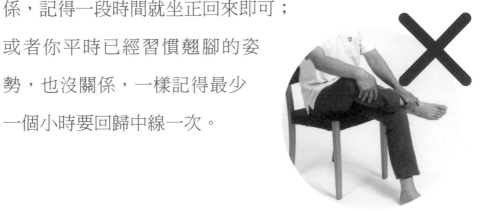

同場加映：長臂撐脊

　　另外一個很適合上班族和輪椅族的方法，是所謂「長臂撐脊」，這個動作就是學長臂猿往前伸手。透過手臂伸長、手指下壓的動作，可以形成一個反作用力，經過長臂產生最有效率的力矩，讓身體往上挺。在做這個運動時，腹肌會收縮，肋間肌會運動，讓做此運動者吸到更多空氣，並加強下肢的血液循環。若再加上閉氣提肛，可使脊椎端正。

　　動作時，首先將背挺直，將兩手盡量伸長，手肘伸直延伸至手腕，五指伸直併攏，伸愈長愈好，如同長臂猿。

　　接著將指尖放在桌面、椅背或自己的膝蓋，深呼吸，提肛、縮小腹。模擬彈琴動作，將指尖輕輕向下按壓，利用反作用力，使身體產生向上及向後的旋轉支撐力矩。

長臂撐脊

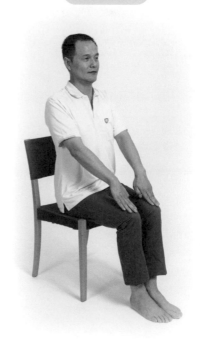

回歸中線 ⋯⋯ 長臂撐脊

回歸中線有很多好處：

1. 讓身體變正，身體正了，臉蛋自然也會變正；
2. 它是一個很簡單的運動，完全不需要任何器械，只要想到，隨時隨地都可以做。

　　如果病人有肩頸疼痛的問題，我會鼓勵他們每天整點做一次；有抽菸習慣的人，我會教他抽菸前，吸三口新鮮空氣再開始做，每天這樣做可以讓菸癮下降，是一個簡單又有效的保健方法，甚至可以幫助戒菸。

減底面積

　　人類身體結構很特殊，經過演化，我們的大腦比例比其他動物大，且位在最高處。為了保護人體不跌倒，身體有一套非常敏銳的系統，由大腦進行很精密的計算與協調，這個協調要靠很多關節回饋與肌肉控制力量，才能達到目的。所以人類從出生開始，大概要花一年多的時間，才能從嬰兒學坐、學爬到學習站起來，因此孩童在三歲以前，走路都還經常跌跌撞撞。

　　在前來門診求助的病患當中，我曾處理過許多老人跌倒的個案，這些老年患者跌倒的主因，通常與只服用血壓控制藥物卻不運動有關。為什麼這種情形會容易導致跌倒呢？因為老人家整個下肢肌肉的收縮力量不夠，沒有辦法應付體態的變化。有鑑於此，建議平時有服用降血壓藥物的人，從坐姿站起來或從睡姿起來時，一定要記得先把腳動一動，讓身體的血液能夠回流，讓頭腦保持清醒，避免跌倒。

　　「減底面積」這個動作非常重要，目的是為了訓練大

腦。如前述，我們走路的步態都經過大腦的精算，有人曾做過一項實驗，就是計算人在某空間區域繞一圈時所需的秒數，如果超過平均值太長，表示這個人很容易跌倒，這是一項判斷老化標準的依據。因為大腦計算功能變弱或退化時，人們就不敢走太快，無形中會慢慢走，就是因為害怕跌倒。

減底面積的訓練就是要讓大腦產生危機感。如果大腦平常很少有處理危機的機會，每天都坐著或躺著不動，久而久之就缺乏運作，於是肌肉也就不收縮，漸漸造成不協調。若減少站與坐的面積，會刺激大腦對跌倒的危機感，促進肌肉的力量，這就是減底面積運動的作用。

減底面積運動包括**三分板凳、兩腳併攏、單腳獨立**，透過簡單的「**三二一口訣**」，讓大家方便記憶。

三分板凳

一般我們坐著的時候，總是習慣將椅子坐滿，也就是滿板凳的狀態，若試著訓練自己往前坐，只坐三分之一，腰就會比較挺。因為底面積減少，大腦勢必要計算力矩，以讓身

體平衡，才不會跌到。

　　人體的動態有兩種，一個是「移動」，一個是「轉動」。移動時用的是力量，轉動是力矩，力跟力矩可以讓人體做各種動作。當我們身體往前彎時，力矩是很大的，因此有許多低頭族大多會出現背後痛的症狀，就是因為長期低頭前彎時，背部在拉著身體過度疲勞所致；當身體回到中線這個正確的位置時，力矩等於零，當我們旋轉中心的力是在人體中線時，此時的力矩就會趨向於最小。

　　而當底面積一減，聰明的大腦就會馬上計算，改變姿勢，以求平衡。因此我們可以利用反射動作來訓練自己，完全不用透過思考或設計，只要一減少底面積，身體會自然而然變直、變正。所以坐的時候，不妨常利用三分板凳坐法，藉此端正身體。

　　「三分板凳」的方式還可以延伸其它坐法，就是將另一隻腳跪地，形成高跪姿態，也就是我們常在電視劇或電影中看到的求婚姿勢。這個姿勢會讓腰更挺，身體才不會一直往前蜷曲，但記得做這個動作時左右腳要互換，左右兩邊的肌

肉才會平衡施力。

我常以功夫的概念來說明身體的保健之道，功夫的意義是讓你的身體狀態從60分到100分，復健的則是讓狀態從0分到60分；換言之，復健只是讓你的身體達到及格標準，至於一般人則要練功夫，功夫會讓你更精進，維持身體健康。

我也常強調對身體的知覺性（awareness），要知道自己的手、頭和姿勢，擺在哪一個位置是好的，因此維持知覺性顯得格外重要，要去體會對的姿勢，才能幫助自己維持在最佳狀態。

三分板凳　　　　　　　　　　高跪姿

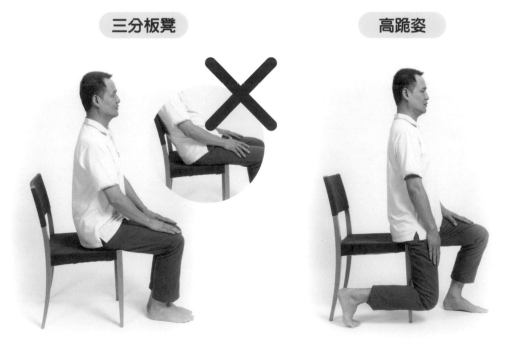

兩腳併攏

　　兩腳併攏是指左腳跟右腳的指尖、腳跟合攏並排，也就是兩隻腳是合併起來的。很多人有拇趾外翻、扁平足、走路內八的問題，需要製作鞋墊來矯正，目的是為了在站立行走時，身體底部能夠「正」起來，這一點非常重要。就像蓋房子一樣，打地基是最重要的。地基如果歪了，上面的房子就會跟著歪斜，即使身體的地基（腳部）只歪了4度，上面卻已歪了很多。

　　雙腳併攏目的是讓人體在站立時，雙腿不要外八、也不要出現內八的姿態，如此一來，身體的底面積可以維持在最小的範圍。當你雙腳合併時，人體為了保持平衡，可以容忍的往前彎度大約10度，當重心超過腳尖的時候，身體就會晃動了。但若是雙腳打開，身體可以容忍的角度就大很多，因此有很多人有嚴重的脊椎側彎問題，卻還可以站、不會倒，只會感到身體疼痛，就是靠雙腳張開的重心維持。

　　了解人體的底面積與站姿後，可以適時利用雙腳合併的

姿勢，讓身體的底面積減少，此時脊椎可以彎曲的角度不多，身體就不可能有太多機會製造問題。

兩隻腳合併不是像「稍息」那樣子，而是腳尖碰腳尖，腳跟碰腳跟，這個姿勢比腳雙腳張開容易晃動，此時可以夾緊屁股就比較不會晃動，再把腳趾頭用力往地面抓，就可以站得更穩更久。

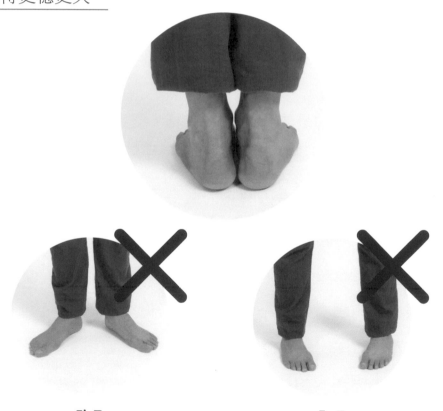

外八　　　　　　　　　　　內八

單腳獨立

在學習單腳獨立之前，一定要先學習雙腳重心的切換方式。首先，膝蓋要先稍微晃一下，讓膝蓋的力量變比較鬆，至於要鬆到什麼程度呢？必須要讓膝蓋放鬆到像要原地跳起來的感覺，此時腳的重心會在腳掌的前三分之一，也就是中醫講的湧泉穴部位，此處也是腳板的黃金切割點，也是一個共振點，會讓整個身體的氣血循環更好。

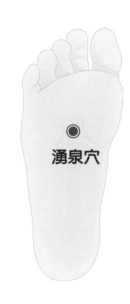

湧泉穴

所以，膝蓋鬆到好像要跳起來的那個位置，然後移動到另一隻腳，再移回來，左右持續互相變換。左右左右這樣子動，如同太極一陰一陽的原理。

簡單地說，就是要學習如何把重心從右腳的湧泉穴換到左腳，再從左腳湧泉穴換到右腳，當身體的重心在兩腳掌的湧泉當中交替時，不要上下起伏，而是盡量維持水平移動。此時要切記，移動時腳部膝蓋不要打直，因為打直之後，就

沒有辦法如此順暢地水平移動。

　　單腳獨立就是當人體重心全部放到左腳的時候，將右腳抬起來，這個姿勢在功夫當中稱做「金雞獨立」。在此要練習的是，左金雞獨立、右金雞獨立的位置互換。

　　接著要繼續做比金雞獨立難度再高一點的動作，就是「鶴立雞群」。鶴立雞群比金雞獨立的姿勢還要高一點，兩隻手合抱往上舉，再加一點變化，即身體往後退，再挺起來，好像一隻白鷺鷥在前後晃動。也就是說，兩隻手在上面搭住，一隻腳往後退半步，往後退半步，另一隻腳再舉起來，前進、後退，並試著加快速度，想像自己像在跳舞一樣。

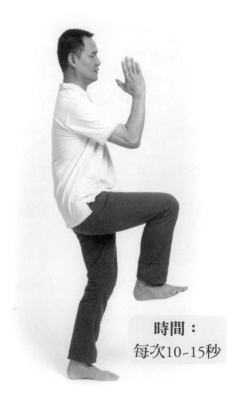

單腳獨立（金雞獨立）

時間：
每次10~15秒

鶴立雞群

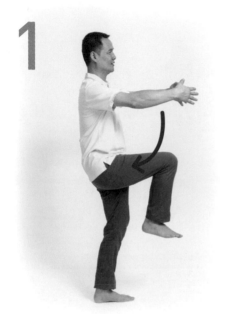

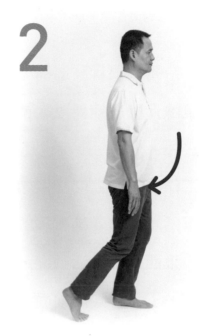

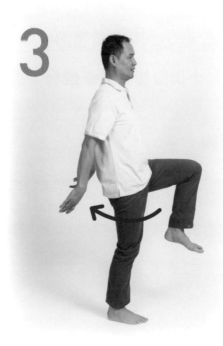

081

補活動度

台灣人很喜歡進補,除了配合節氣的冬令進補外,平常也是缺什麼就補什麼。補其實是一個很好的觀念,不過在食補之外,人的活動度也是要補的。

什麼叫活動度?例如,我們可以把手舉高、能夠蹲得下去再站起來,就是所謂的活動度;能夠自己抓癢、抬腿、彎腰撿東西,都是活動度。日常生活中也應該給身體的活動度進補一下,就如同前面提到的刷牙例子,每一顆牙齒、每一個面都要刷到,補活動度就是讓比較少用到的關節、肌肉都可以增強,或是平衡過度使用的關節與肌肉。補活動度有三種簡單做法,那就是**十指推腹、雙拳揉腎、仰天長笑。**

十指推腹(推心至腹)

很多人都有媽媽手、板機指,或者是指神經壓迫、腕隧道症候群等許久未癒的頑疾,主要是因為無論是上班打電腦或在家做家事,雙手大多呈現「抓」的動作,於是握的時間

變長，而張開的時間與動作卻很少，當手指頭的活動度受到侷限，就可能會產生很多問題。

　　為了增加手部的活動度，首先要把十根手指頭用力打開來，我把十指打開的動作稱為「八度音伸展」。八度音是彈鋼琴時的一種指型，手指要全部張開彈奏，從門診經驗中發現，彈琴的人很少到骨科找我看手的毛病，這是什麼原因呢？鋼琴演奏者的手絕對不會比一般人使用得少，但他們因為彈琴的關係，手的肌肉有抓有放，因此維持在平衡狀態，手的問題自然比較少。至於一般人則抓的動作多，放的動作少，因此整個肌肉攣縮在抓的動作裡面，這是不平衡的姿態，只要不平衡的時間一久，就可能會導致疾病。

　　當我們的十指張開來後，可以做回歸中線提到的「雙手合十」的動作，手掌心接觸時互相用力推幾下，然後用張開的指頭從胸口開始往下推我們的腹部。從肋骨的下緣一直用力推到肚臍的下方，因為人體是連動的，一推肚子，腰就挺起來了。

　　或許你會問，為什麼要做推腹的動作呢？因為一般人坐

著的時候，胸椎就開始前屈造成駝背，此時整個內臟的空間被壓迫，體內賴以生存的消化系統、排泄系統都在這腹腔裡，善用十指推腹的動作，可以幫助我們把肚子挺起來，並順便按摩腸道。

我們的頭腦有腦殼的保護，心肺有肋腔保護，脊椎的神經有脊椎保護，那麼重要的消化系統和排泄系統有沒有任何保護呢？其實是有的，它是一個柔軟但很有力的盔甲，也就是三層的腹肌；但若我們沒有去鍛鍊它，就失去保護的力量。因此，喜歡穿束腰的人，我通常建議不要穿太久，因為久了會造成肚子肌肉的萎縮，導致整個腹肌無力。

每當遇到病人需要動手術之前，我通常會先請對方在開刀前每天做十指推腹的動作，一段時間後再摸摸自己的肚子，如果感覺有彈力，就表示腹肌已經有張力，代表它的氣比較充足。大部分的病人在訓練十指推腹的過程中，原本的毛病就會改善許多，最後有很多患者甚至不需要動手術。萬一症狀沒有明顯改善，還是需要開刀治療，我還是會請病人繼續做三周到六周的十指推腹動作，最長甚至是訓練三個月

之後再開刀。值得一提的是，徹底執行十指推腹動作的患者，通常在開完刀以後，復原的速度會比其他病人來得更快更好。

　　至於何時做十指推腹運動比較好呢？我的建議是大約一個小時做一分鐘即可，此時最好配合屁股夾緊動作，每天持之以恆，不僅會感覺腹肌開始變得比較有力量，腰圍還會慢慢變細，小腹也消失不見；男性若每天都做這個動作的話，有可能會推出兩條令人羨慕不已的「人魚線」喔。

　　十指推腹是一個簡單又有效的運動，當我們往腹部一推的時候，胸部也跟著挺起來了，此時可以讓細胞的含氧量增加，體內的氣也會隨之暢通。要注意推的時候，一定要深呼吸慢慢推，然後慢慢的吐氣再推，讓胸腔打開來。每天一推，胸就擴了，身體就是直的。推的時候，重點在於肚子裡面三層的腹肌，一定要推到這三層肉，如果早上起床就可以開始推，對排便會有很大的助益。

補活動度 ‧‧‧‧ 十指推腹（推心至腹）

十指推腹

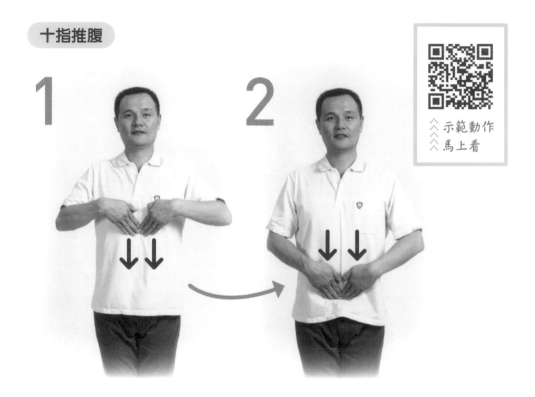

1　　2

示範動作
馬上看

雙拳揉腎

膀胱經

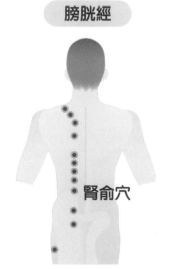

腎俞穴

補活動度除了補「往上」的部分，也要補「往後」的活動度。雙拳揉腎的做法是手握拳，用拳頭孔揉背部的垂直腰線，也就是脊椎龍骨旁邊的兩條肌肉，此處是膀胱經通過的位

置，膀胱經是人體排毒的重要經絡，有腎俞（音「輸」，運輸之意）等穴位。

　　我們的雙手大部份時間都是往前滑手機、打電腦，所以平時花一點時間把雙手往後運動，以求平衡，這時可以做雙拳揉腎的動作，每次只要做5至10回，就很可以感覺到不錯的效果。當你覺得精力比較不足時，可以做這個運動，將有助於達到補腎氣的作用。

雙拳揉腎

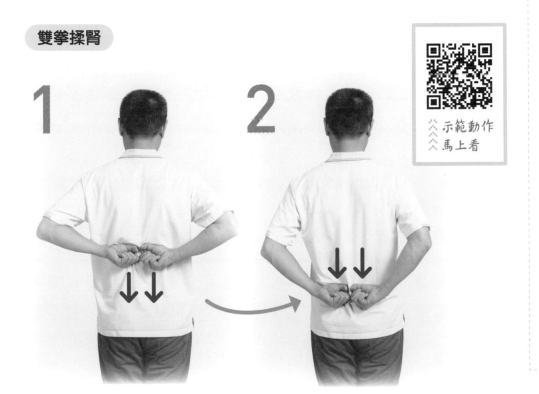

示範動作
馬上看

雙拳揉腎也可以補到膀胱經背後的肌肉活動度，因為人體背部的肌肉常常被忽略，當我們的雙手常常擺在前面做事，就容易使肩膀往前傾。因此，<u>雙拳往後揉腎也可以補肩膀的活動度</u>。

揉腎的作用可以利用經絡排毒，腎處於膀胱經經絡，敲打膀胱經，能快速把體內的毒素排出體外，並使它順暢通氣。

當我們想要讓一匹馬安靜下來的時候，最好的方法就是撫摸牠的背，而且要順著毛摸；照顧年幼的孩子時候，也是順著寶寶的背摸，讓小朋友平靜下來。但是長大成人之後，就沒有人幫我們摸背了，此時不妨自己為自己按摩，從後面開始慢慢按摩，就像在告訴一匹馬要好好休息，才能重新獲得力氣再度出發。

仰天長笑

依照時間長短區分，呼吸大致可分為一般呼吸或深呼吸，笑也可分為「微笑」或「長笑」，此處提到的「仰天長笑」就是一口氣全部笑完的意思。方法是長長地笑，只要笑

個三次，大概眼淚都會流出來了，這就是仰天長笑的重要效果。除此之外，另外一個不可忽略的動作，就是在仰頭向天時先大喊一聲「哈」，然後再叫三聲「哈、哈、哈」，重點是氣要出得去。此時要注意，「哈」的時候可以把腳趾頭抓地一下。

　　我的大阿姨剛剛過世不久，她罹患肝癌已經十年多，與肝癌和平共存了十年，她最後一次住院我前去探望時，她已經開始出現黃疸，也有腹水，眼看生命的時間已經剩下不多，我拿起自己演講錄影帶給阿姨看，她一邊看一邊跟著做，聽到要「哈」的時候，她就跟著「哈、哈、哈」喊出來，聽說她做完運動之後，感覺胃口特別好，且每天持之以恆地練習，雖然她已經過世，卻留下一個最好的典範，就是「即知即行」。

　　我們的肢體語言、口頭語言跟想法都會影響心情，「仰天長笑」就是利用身體語言來影響心情。科學早已證明，笑有助於身體健康，遠離疾病，但是通常人們是在覺得高興時才會笑。隨著年紀增加，能夠讓我們開心的事情愈來愈少，

笑的頻率也愈來愈低，那麼又該如何保持常常笑的習慣呢？最有效的方法，就是把笑當成一種運動或語言，只要每天徹底落實運動，笑的頻率自然就會增加。

與其被動或消極地等待令人快樂的事情發生，或是勉強改變自己學會開心，還不如把笑當做最簡單的運動。有些人會為了健康而跑步，甚至為了參加活動而訓練跑步，而不是為了逃命或緊急事故；同理可證，我們也可以為了健康而笑，而不是真的需要發生有趣的事才笑。跑步、跳舞本身都是一種身體語言，笑也是一種肢體語言，把它當作是一種身體語言，一種運動。用運動概念了解笑，就會比較清楚「仰天長笑」的作用。

至於為什麼需要做仰天的動作呢？因為當人們感到憂鬱時，大多是低著頭，這是一種壓抑的姿態，當我們仰望天際時，不僅可以把身體打開，也是仰望一股更大的力量，同時還可以補活動度。當蜷曲的身體打開，就是一種補活動度。

笑是人類一出生自然就會的語言，不需要教導，大家都是還不會講話之前就先會笑。長笑就是要發出「哈、哈、

哈、哈、哈」的聲音，而且要笑到夠長，把所有氣都吐乾
淨，把所有的氣都「哈」完，然後再吸飽，繼續再重複
「哈」的循環動作。

仰天長笑

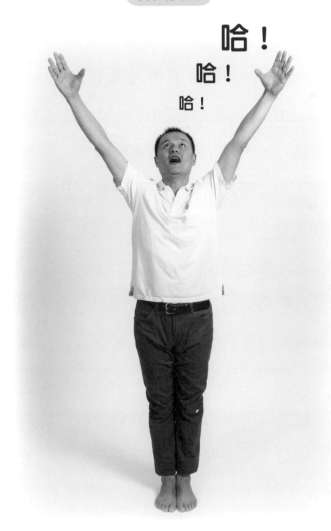

哈！
哈！
哈！

末梢連動

　　人體的構造相當精密，可說是牽一髮動全身，我們的手指頭末端跟身體是相通的，跟五臟也是相通的，因此日常生活當中，一定要重視末梢的循環是否健全。聖經中馬太福音10章42節提到：「**無論何人，因為門徒的名，只把一杯涼水給這小子裡的一個喝，我實在告訴你們，這人不能不得賞賜。**」指的就是要好好照顧肢體裡面那個最微小的一個，這就是愛心。不論是任何國家或公司，只要最基層的人是幸福快樂的，這個國家就會幸福快樂，因此我們更要注重身體末梢部位。

　　有很多人血壓一高就會非常緊張，急得趕快吃降血壓藥，事實上血壓高可能只是末梢腳指頭太冷，造成血管收縮所致，如果沒有注意讓腳部保暖，卻急著吞下藥物把血壓降低，這種做法是不正確的，也很容易因此重心不穩而跌倒。雖然因為血壓下降時，可降低血管破裂或阻塞的風險，但是最表層的腦細胞卻可能會因此無法補給到充足的血液，老年

後失智的機率也可能會提高，因為當末梢循環不佳時，大腦的循環也會隨之變差。

　　末梢連動的動作就是希望可以改善我們末梢循環，只要末梢保健做好，無形當中就能兼顧很多重要器官與部位，只要讓體內基礎與最小的單位保持健全，人體組織才能達到真正的健康。

跟尖不倒

　　跟尖不倒是什麼運動呢？簡單地說就是「踮腳尖」的意思，當我們踮起腳尖時，人體接觸的底面積就更小了，踮起腳尖之後，再讓腳跟蹬下來，此時換成腳跟著地、腳尖翹起來。腳跟往後蹬下來時，身體會有震動的感覺，做這個動作時，最好要讓震動的力量一直延續到下巴、頭頂。

　　過去曾有人做過一項研究，「跟尖不倒」是預防骨質疏鬆最理想的運動，每天做100次以上，可以有效預防骨質疏鬆。此時也與人體的氣有關，做此動作時，要讓體內的氣出來，不可以閉著嘴巴，嘴巴可以大聲發出「哈哈」出氣。

末梢連動 ‥‥‥ 跟尖不倒

　　在武術八段錦當中提及，跟尖不倒的動作叫做「背後七顛百病消」，如果平衡感不夠好，做此動作時最好扶著椅子，踮起腳尖吸飽氣之後，再慢慢放下來，同時發出「哈、哈、哈、哈、哈」的聲音，要注意的是，翹起腳跟時記住要保持平衡，以免一時不慎摔倒受傷。

跟尖不倒

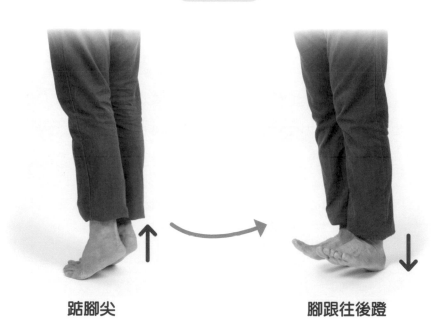

踮腳尖　　　　　　　　　腳跟往後蹬

手展八度

人體手指肌肉的分布範圍是不平衡的，屈肌比伸肌強三倍以上，因為屈肌肌肉有兩條，伸肌只有一條。屈肌兩條肌肉是一條粗、一條細，所以因為肌肉量的關係，握拳比較容易，張開比較難。觀察中風後的病人就不難發現，由於屈肌強且伸肌弱的緣故，中風病患通常手握得很緊又不容易打開。在日常工作與活動當中，人體也是屈肌用得多，伸肌用得少，以致伸肌比較沒有力氣，所以一定要儘量伸展伸肌肌肉，維持伸肌的力量。

為了伸展伸肌，手展八度就是很好的伸肌運動，可以預防正中神經壓迫、腕隧道症候群跟扳機指。做此運動時，可以先將桌子當作鋼琴鍵盤來練習，張開十指往下壓；也可以雙手互推，做「保佑」的動作，一天做15次，每次15秒即可。

手展八度

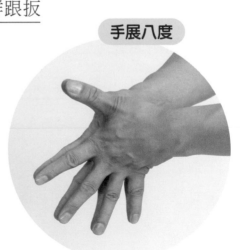

眼唇肛提

人體的肛門、眼睛、嘴巴都是敏感區域，也是末梢神經地帶，都屬於環狀肌肉，以上三種肌肉可以一起鍛鍊。古人練功時觀察到，環狀肌肉會彼此互相連動、互相影響。就像人體在做「哈」的動作時，如果是腳趾頭壓地，就會「哈」得更有力量。身體的加速系統就是這樣的道理，所謂連動就是手指頭動、身體就一起動。

眼唇肛提的步驟首先要做提肛動作，接著嘟起嘴巴呈尖尖的形狀，然後把眼睛閉起來。這動作可以預防男性的攝護腺肥大。人體有陰翹跟陽翹，陰翹兩個、陽翹七個，就是指洞口的地方，洞口就是環狀的肌肉，我們要鍛鍊的是隨意肌。顧名思義，隨意肌就是會聽主人下達指令活動的肌肉，可以用提肛、嘴唇呈現尖嘴狀、閉眼睛這三種動作加以鍛鍊。

除了用動作鍛鍊之外，平時也可以利用小便時做運動、練功夫。做法是在排尿時不要一下子解完，可以試著多分幾

次排出，利用「灑一點、停一點，灑一點、停一點」的方式來訓練肌肉。如果男性自覺平衡感還不錯的話，在站著小便時，還可以試著稍微踮起腳尖，此時肛門也會提起來，達到肌肉連動的目的，但此時最好要瞄準目標，以免撒了一地「黃金水」而不慎滑倒受傷。

末梢連動 ‥‥‥ 眼唇肛提

眼唇肛提

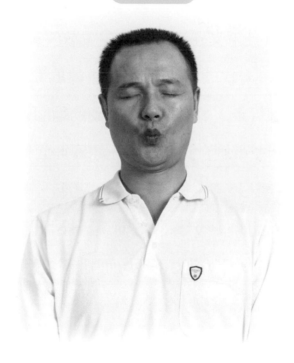

提肛、尖嘴、閉眼

增進身體平衡的做法

鞋墊

在水泥叢林的都會區，現代人們行走時接觸的大多是硬梆梆的水泥地、柏油路，或是室內的磁磚、木質地板等，雖然這些地面看似又平又硬，但是人體柔軟又緊實的足部，原本是被設計要在柔軟的泥土和具有曲線的草地、沙地、草叢、樹根上赤腳行走，並非長期在堅硬的地面走路。

我們的足部並不適合長期在單一的硬地面行走，否則容易造成足底變形、磨損、不平衡，這也是在臨床上經常遇到引起筋骨疼痛的原因。因此，研究探討如何讓下肢骨骼肌肉的受力平衡，就可以解決許多因為受力不平均而引起的疼痛問題，而不是只靠「頭痛醫頭、腳痛醫腳」的方式緩解疼痛。

在大環境地面無法改變的情況之下，想要得到健康而無痛的人體結構，最好要回歸原始、且容易執行的健身方法。

最簡單有效的方法就是「腳踏實地」，找時間在柔軟的泥土上走路、做運動，就是最好的健身法。但是身處於都市當中，大多數人都失去了接觸大自然和泥土地的生活環境。

　　為了改善雙腳無法經常接觸柔軟地面的問題，在臨床上可以使用全接觸式的鞋墊加以矯正，運用量身訂做的鞋墊的弧度，改善足底變形、長短腳等問題。透過鞋墊矯正的方法，主要是運用改變硬地面的反作用力原理，達到想要改善的目標。

　　舉例而言，有一位高齡78歲的患者李老師，過去十多年來，他飽受膝關節炎所苦。長期的膝關節炎造成他雙腿內翻變形，就像是O形腿，加上先天扁平足，拇趾外翻，每次走路的時候總是疼痛難耐；再加上平衡感又不好，因此行走時常常跌倒。因為行動力下降，活動範圍受到限制，李老先生的體重也直線上升，更加重了行走時的疼痛感。甚至還因為體重過重罹患了糖尿病，而腹部脂肪堆積也讓高血壓、心臟病找上門來，因此也不適合接受手術。

　　由於李老先生的膝蓋嚴重變形，下肢的生物力學必須進

增進身體平衡‧‧‧‧‧鞋墊

行矯正，才可能恢復行動能力。於是我決定用全接觸式的矯正鞋墊，從腳底矯正他足部和地面接觸的角度。這個方式是藉由力學分布均勻，減少局部的壓力，矯正足部的變形；並將足部後跟的楔角墊片加到6度，使患者在足跟著地時，下肢和地面接觸的角度能夠回到90度的位置。

鞋　墊

正面	背面

量身訂做的矯正鞋墊，可矯正病患足部和地面接觸的角度，改善足部變形、長短腳、甚至脊椎側彎、肩頸痠痛等問題。

　　每個人的足部變形程度都不一樣，足部變形程度大致可分前足變形、後足變形，以及長短腳、膝蓋內翻變形、骨盆扭轉，以上症狀和脊椎側彎、肩頸痠痛等問題，都可以透過矯正下肢力學分布的過程一併得到改善，也可以算是矯正鞋墊「小兵立大功」的病人之福。

健走杖

　　健走杖最初是北歐人滑雪時使用的工具之一，夏天沒有雪的時候，他們就運用它來幫助走路，原因是健走杖可以幫助人體維持左右平衡。

　　在我們從事很多運動時，其實是左右不平衡的狀態，例如：網球、羽球，長期運動下來，就會發現左右手的粗細大不同，肌

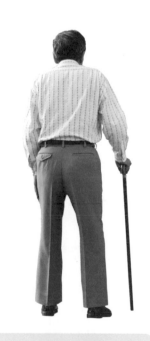

老年人拿單支枴杖走路，會讓身體往一側傾斜，也會造成駝背。

肉量也不平均。因此，老年人拿單支拐杖行走，也可能會造成身體左右不平衡的問題，因為單支柺杖持拿的方式，通常就是會讓身體往某一側傾斜，由於老人家不太習慣左右交換持柺以維持平衡，通常都是習慣用右手持拿拐杖者居多。

使用健走杖走路，是一種保持身體左右平衡的理想運動。門診中有許多病人原本有駝背的問題，使用健走杖不久之後，就不再彎腰駝背了；還有一些膝蓋痛或下肢關節痛的患者，使用健走杖走路可以讓他們下肢的壓力減少，減少疼痛感。

健走杖利用的是反作用力原理，當我們拿著健走杖行走時，不用太過擔心姿勢是否正確，因為人體手部擺動時，往下的時候自然會形成一個往上的力量，也就是反作用力。大家可以試試雙手握拳，然後用力壓在桌上，脊椎是不是自然挺起來？拳頭一握的時候，凸出來的這一點叫做「後溪穴」，屬於小腸經絡，也是我們督脈的連通穴位和控制

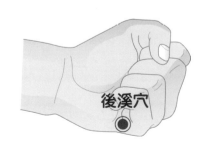

後溪穴

點。身體與穴位都是連動的，所以我多次運用後溪穴治療腰痛的病人，讓他們常常做雙拳壓桌子的動作，自然而然腰部就挺起來了，於是漸漸就不會腰痛。

增進身體平衡　‥‥‥　健走杖

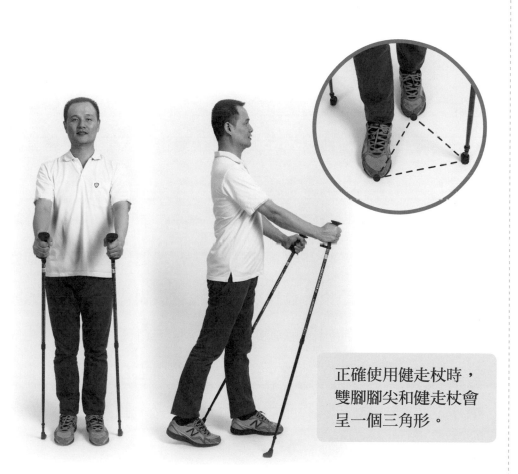

正確使用健走杖時，雙腳腳尖和健走杖會呈一個三角形。

　　我個人使用健走杖兩年的心得是，身體會越來越挺直、手臂與胸肌也變得比較緊實。以前自己在練啞鈴的時候，無論怎麼練，手臂肌肉都沒有明顯的變化，主要是因為啞鈴很重，沒辦法舉很多下，所以無法鍛鍊出肌肉，但是當我改用健走杖行走後，臂肌卻變得比較有力量。

　　門診中有一些脊椎側彎的病人，其中有很多是60多歲的老年人，當我建議他們使用健走杖之後，有些人竟意外長高了兩公分，原來是被壓迫許久的身體變挺了，當人體變直的時候，身高自然也隨之增加了。

　　另一為70歲的黃媽媽，是我在十多年前開始看診時接觸的「資深」病號，她在58歲那一年從教職退休之後，就飽受雙膝的退化性關節炎疼痛所苦，由於病情起伏不定，疼痛時好時壞，有一次她出國旅遊時，忽然無法行走，最後只能勉強坐輪椅搭飛機返回台灣，後來除了疼痛之外，還伴隨關節積水的問題，因為膝關節活動度日益減少，甚至還嚴重到無法使用蹲式馬桶如廁，讓黃媽媽傷透腦筋。

　　特別的是，雖然黃媽媽出生於醫師家族，從小就在家中

診所看其他病患打針吃藥，早已成了家常便飯，但自己卻最怕打針，每當膝蓋痛到必須抽關節積水或注射治療時，她總是呼天搶地哀嚎不已。為了協助黃媽媽遠離疼痛之苦，我決定分階段施以各種不同的治療，透過第一階段的肌肉鍛鍊、第二階段的手術治療，以及第三階段的健走杖保護來治療，十多年來經歷三個治療階段，已協助黃媽媽與日漸退化的膝蓋和平共處。

　　就在10年前，黃媽媽60歲之際，她雙腳的膝關節炎突然出現難以捉摸的變化，不但關節軟骨開始磨損，連內側的關節間隙也開始變薄，只要稍微走多一點路，就會出現積水發炎的現象。由於她曾有過中風的病史，需要每天按時服用高血壓藥物，考量到消炎止痛藥物可能會傷害腎臟及加重心血管疾病，所以只有在她出現嚴重疼痛時才給予止痛藥物。

　　進一步評估黃媽媽的情況，首先是鼓勵她要保持關節的活動度以及肌肉力量，於是先指導她做「扶桌正踏」的運動，因為扶著桌子可以減輕下肢的負擔，再加上原地踏步，就可以鍛鍊腹肌及大腿肌肉力量，藉由重覆且定期的踏步能

夠促進血液循環，如此一來即可緩解疼痛。由於關節軟骨的循環是要靠關節活動才能得到潤滑和營養，如果因為疼痛就減少平常的活動度，就會使疼痛更加劇烈，落入惡性循環的疼痛夢魘。在這個簡單且規律的運動，再適時搭配藥物治療下，黃媽媽的膝蓋持續接受治療長達8年之久，也減輕了許多疼痛症狀，這個方式讓她非常滿意。

扶桌正踏

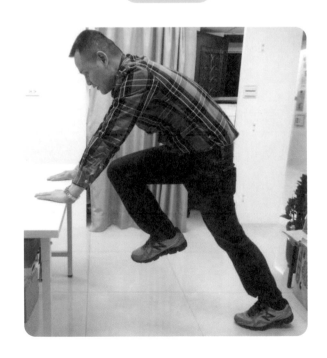

　　約莫在2年前，68歲的黃媽媽已經開始老化，膝蓋半月軟骨出現破裂、積水等症狀，有一段時間幾乎是寸步難行，生活品質嚴重受到影響。從X光可以判讀，看到她膝蓋之間的骨頭互相摩擦，難怪總是走一步就痛一步，要上下樓梯時更是痛苦不堪。在此情況下，我開始建議黃媽媽接受人工關節置換術。為了使裝置人工關節的位置更加精確，手術過程不必使用骨髓內釘定位，先透過核磁共震定位加上客製化的切割工具，藉此縮短手術時間，並使用高耐磨的人工關節墊片，如此一來，在開刀過程中不但減少許多流血量，而且術後3天就可出院返家休養。

　　除了手術治療之外，在術後的止痛方面，是在手術進行傷口縫合時進行局部注射麻醉加上消炎藥，並應用穴位的磁石刺激及穴位注射，有效地減輕患者術後疼痛感，在此情況下，黃媽媽手術後的恢復情況非常快速，過程也比想像中順利。經過一年多之後，黃媽媽的兩個膝蓋都接受人工關節置換術，終於重新找回可以正常行走的不痛人生。

　　值得一提的是，讓黃媽媽可以脫胎換骨的好幫手，就是

「高桿正脊健走杖」，我建議黃媽媽在術後使用健走杖當復健工具，以雙手的平均力量做為身體的支持力，就能夠抬頭挺胸向前行，只要每天早上持捍健走一小時，就可以讓雙膝疼痛、體力下降的情況慢慢改善。

自從黃媽媽開始培養天天走路的習慣之後，體力不但大幅改善，精神和心情都變得非常好，早上出門運動返家之後，還可以拖地、做家事，精神和體力幾乎都像年輕10歲，更令人開心的是，她多年來排便不順的問題也都不藥而癒了。主要是因為走路本身就是最好的腹部內臟按摩運動，同時加強胸腔的心肺功能，不過度仰賴止痛藥並搭配正確健走的健康習慣，這樣整體的治療成果讓黃媽媽找回健康活力的信心，更大幅提升她的生活品質，繼續享受開心樂活的銀髮人生。

高桿正脊
示範動作

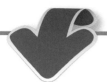

日常健腦小遊戲

玩APP遊戲「切水果」防跌倒

　　今年78歲的黃老太太原本頭腦清楚有活力，後來患膝蓋關節炎，行動力減少，反應變遲鈍。有一天因浴室地板太濕滑，走進去時來不及抓住扶手而跌了一跤，所幸沒有骨折，但心中卻因此感到鬱悶。當時我心想，要怎樣才能讓她快樂地玩耍，又能訓練眼手協調，進一步預防跌倒呢？靈機一動之下，拿出我的平板電腦，和她一起玩「水果忍者」的遊戲！剛好她家裡的孫子們也曾玩過這個遊戲，可以祖孫同樂一下。

　　我們總是認為，電玩是年輕人的遊戲，但是觸控螢幕量產之後，很容易地讓電玩成為一個老

少咸宜的全民運動。因為不必刻意學習，只要直覺就能操作，在觸控螢幕上直接動手就可以得到即時回饋，大腦細胞的連結會因為手的觸摸動作而得到新的迴路，是一個訓練手腦並用、眼手協調的好工具。切水果遊戲是一種眼明手快、準確度與節奏感的綜合訓練，更是一個簡單有趣，祖孫同樂的好遊戲。

　　我鼓勵黃老太太在每天飯後，玩三場APP的切水果遊戲。不只可以動手玩、有節奏感、增進準確度、增加專注力之外，又有分數進步加上破關的成就感。老人家和小孩子一樣，要多用遊戲使大腦成長，以免退化。

　　老人家最怕的是失能和失智。跌倒是失能的主因，然而平衡感的喪失加上手眼反應的退化，才是造成跌倒的關鍵要素。適度接觸電玩遊戲，

可以讓長輩們在不知不覺當中，以趣味有效的方法縮短訓練眼腦手腳的反應時間，不僅能夠健腦防「跌」，還能同時防治失智與失能，並可以增進祖孫共同「切水果」的天倫之樂，眼明手快防跌倒，安全健康全家樂。

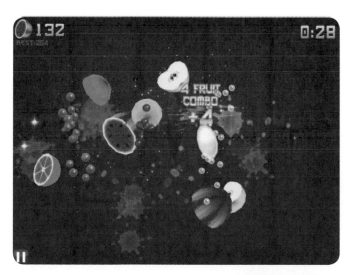

（翻攝自網路）

米球拋接，長青不倒翁的祕訣

老人家最怕跌倒！身為一位骨科醫師，處理許多老人跌倒造成的骨折，有許多人將焦點放在骨質疏鬆，肌肉無力，然而我個人更強調平衡感及手腳反應速度的訓練，因為唯有靈活協調的手腳才能夠保護身體不跌倒。

投擲拋接自古以來就是人類在荒野田園的基本生存技能，從前的農業社會，利用砂包做成童玩，訓練小孩子的手眼協調能力。拋接對大腦的平衡感、節奏感、協調性是最簡單有趣的遊戲。現代的都市，寸草不生，水泥柏油鋪滿地，砂子反而不如白米容易取得。於是我將4至6兩的米放在白色的襪子之中，做成了一個人人可以自製的復健器材——米球。有些股骨骨折的老年患者，

手術以後坐在輪椅上，活動範圍受限，我試著拋米球讓他們接，長輩們卻很難接到，可見大腦的反應已變遲鈍，大腦、手腳不協調，才會跌倒造成骨折。

米 球

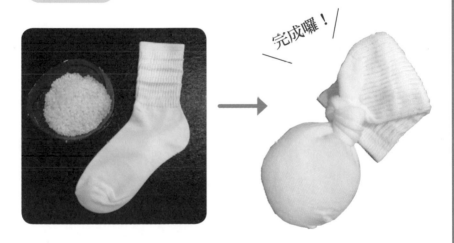

完成囉！

材料只需要：
4~6兩的米，和一隻乾淨的襪子。
將米裝進襪子裡，打個紮實的結即可。

既然拋接訓練如此重要，要怎樣自我訓練呢？此時米球就派上用場了。<u>米球的好處是用天然材質製成，容易取得且觸感好，紮實度也夠，掉到地上時不會滾動，也不會造成家具及地板損傷</u>。使用過的米球拆開之後，裡面的米還可以煮來吃，一點也不浪費。

米球拋接的第一階段是先從一顆球開始，左手拋，右手接；右手拋，左手接。重點在於端正姿勢及準確度，首先坐正脊椎挺直，雙肩夾緊，手肘呈90度，手掌掌心向上。然後用右手腕的力量向上拋，呈現一個完美的拋物線，拋出的高度約為眼睛水平的高度，最後落到平靜等候的左手掌。若拋得準確，自然就接得輕鬆。第一顆球若練習到可以很準確地左右交替拋接，甚至閉著眼睛也接得到的時候，再進行第二個階段。

　　第二個階段重點在節奏感，也就是拋接的時間差。此階段必須左右手同時拿兩顆球，當右手先丟出的球到拋物線的最高點時，左手就出手丟球，這時左手和右手可以依據拋出的時間差分批接到球。要熟練這個動作必須練習一千次以上，之後就可以進入第三個階段。

　　第三個階段的重點在於連續性及持續性，並且有三顆球。右手先拿兩顆球，另一顆球放旁邊。右手向左手拋出第一顆球，第一顆球到最高點時拋出第二顆球，第二顆球到最高點時拋第三顆球，此時會有兩顆球同時在兩手上，有一顆球因為時間差在空中停留。如此的訓練需要手腦並用，平衡協調才能達成任務，如果天天練習一小時大約三週可以練成三顆球的功夫。

　　德國萊比錫大學在2011年於《神經影像醫

學》雜誌中報導，學習具有挑戰性的運動技巧，例如六週的拋接訓練，可以加強頂葉到前葉的大腦白質結構及灰質的神經連結。因為大腦具有可塑性，藉由手腦併用的運動，可增進大腦的反應力。

　　靠人人倒，靠山山倒，勤加練習米球拋接，可以保持頭腦清楚、手腳敏捷，成為Forever Young（永遠年輕）的長青不倒翁！

米球拋接
示範動作

米球拋接：第一階段

只拿一顆米球，左手拋、右手接，再來右手拋、左手接。

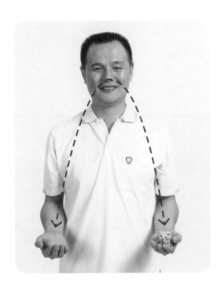

米球拋接：第二階段

左右手各拿一顆球，右手往上丟，球到最高點時，左手再出手丟。

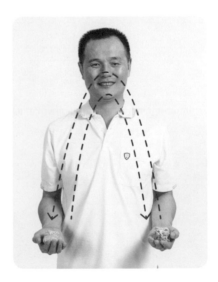

Chapter **3**

[化學篇]

飲食、土地 與健康

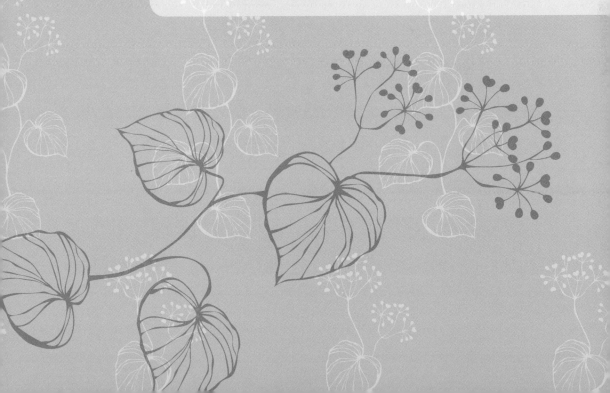

自然醫學

找出過敏原，遠離病痛

自救的歷程

2011年是令人遺憾的一年，短短一年傳出許多醫師過勞死的報導，其中讓我印象最深刻的是一位奇美醫院外科總醫師過勞倒下的案例，他在手術室中心臟病發作，雖被救起但腦部已受損，無法自理生活而由家人對醫院提出控告。

當年的我在大醫院工作，值班多，急診刀也多，工作時間又長，壓力很大，最高紀錄曾經一個月值班超過20班，一年執行的手術超過600例，連假日都在參加研討會，以及接受各種教育訓練下度過。長期處於這種高壓忙碌的生活之下，在40歲之後，身體終於發出警訊，我多次出現胸悶胸痛的症狀，加上末梢血液循環不好，手腳容易冰冷。由於陸續聽到

許多學長因心臟問題必須放置支架治療，甚至有人罹患癌症無法繼續工作，不禁讓我開始思考，這樣長時間、高壓的工作環境，對我、家人和病患都不是件好事，於是下定決心改變原來的工作模式，並開始學習自然醫學。

因緣際會之下與王群光醫師相識，參加自律神經醫學會，後來當選為理事，接觸自然醫學的時間也就更多了。

都是食物過敏原惹的禍

剛開始到王群光自然診所上班時，當時我有打嗝、胃脹氣又容易疲倦的症狀，於是先抽血檢查過敏原。目前的檢查項目是224種食物、空氣急慢性過敏原，主要是運用生物晶片技術，檢查出自己對薑有急性加上慢性的重度過敏。

這個檢測結果讓我十分信服，因為那一年的冬天很冷，因先前曾聽過一場演講，提及飲用薑湯有助於改善虛寒體質，於是開始早上喝薑湯，一有機會就吃薑，剛開始的效果很明顯，可以感到手腳變得比較溫熱。但是持續半年天天喝薑湯的結果，薑卻成了我的食物過敏原。我得知自己對薑

過敏之後，就不再吃薑了，過了兩週後，打嗝的症狀不藥而癒，更印證了過敏原檢測的準確度和阻絕效果。經過幾個月的飲食調整，我胸悶、胸痛症狀已逐漸消失，身體也慢慢恢復健康，精神體力大有進展，不再容易感到疲倦。

無法專心的小孩

以前在醫學中心上班的時候，工作相當繁忙，沒有時間幫忙照顧小孩，轉換生活與工作模式自己開業之後，才有機會多陪伴小孩讀書、寫功課，結果發現小兒子讀書不太專心，學校帶回來的功課經常寫到半夜，情緒也不太穩定。起初誤以為是他的個性使然，要接受行為治療，讓他逐漸養成好習慣，但經過仔細觀察後才明白，原來他坐不住並非個性使然，而是不自主的行為，如同皮膚癢是無法控制的，於是帶他去抽血接受過敏原檢驗，結果驗出孩子對小麥及牛奶過敏，然而這些過敏原卻是他常吃的早餐和下午點心。

食物過敏原產生的發炎反應，會使小兒子的大腦電位不平衡，造成無法專心完成功課。知道他對什麼食物容易過敏

之後，就盡量避開過敏原，給孩子吃適當的食物，他漸漸就能有耐心坐下來寫功課了。有一天結束工作下班回到家時，小兒子很得意地跑來告訴我：「功課已經寫完了！」當時我抱著他，心中感嘆著以前在不知情的狀況下錯餵食物，造成孩子注意力不集中。現在看到他吃對食物，情緒也慢慢平穩下來，自然也有比較好的生活和學習品質。

長輩的久咳不癒

我的岳父曾有過長達兩三年持續咳嗽，先前看了許多醫生，甚至前往防癆協會求診，卻仍然無法改善。自從我到自然醫學診所工作之後，也建議岳父接受過敏原檢測，檢查出來的結果是老人家對花生過敏。

由於岳父的老家在雲林縣虎尾，從小就喜歡吃當地盛產的花生，而且經常食用。知道對於花生過敏之後，他的日常飲食開始阻絕過敏原，咳嗽症狀就明顯獲得改善，連朋友都主動關心是用什麼方法治癒咳嗽宿疾。在吃保健品四個月之後，趁著暑假和孫子們出國玩的岳父，再也沒有發生每次

出國都會出現火氣大、牙齦腫脹的症狀，而且走路腿也不痠了，就算是走上坡、爬樓梯都不會喘，讓全家人都很放心。

讓全家健康的好方法

從事醫學工作的主要目的，就是為了要幫助更多人得到健康，但先前卻因為工作過於忙碌，差一點就傷害了自己的身體；也因西方醫學理論有限，無法給兒女、父母更好的照顧。自從學習自然醫學之後，在基礎生理、生化、營養學的臨床應用方面，不但突破了傳統醫學分科太細、見樹不見林的盲點，從食物營養這種化學的角度追求健康，靠阻斷過敏原及細胞原料的補充，在臨床上的效果和成果十分明顯，也樂見自己和親友都能夠從中得到健康。

我所專精的骨科醫學，是從結構解剖學的物理力學的角度來治療患者，目前除非是外傷導致變形，我才會考慮採取以手術方式治療病患。至於其他像扁平足造成的骨盆傾斜變形，運用專業鞋墊治療即可；而身體骨架結構性的問題，則靠骨骼矯正及肌力鍛鍊解決。在看診時間的安排與規劃方

面，目前有一半的時間從事骨科結構調整，另一半的時間則從事自然醫學，希望讓患者們得到最好的全面照顧。

森林醫學的保存

由於人群離開土地往都市集中，使得生活離土地越來越遠，並且用商業模式大量製造並取得食物。在此情況下，由於單一作物降低成本，提升效率，造成我們的食物過於單純化；餐廳菜單上也只剩下四、五十種常見的菜名。人們被訓練得似乎只能夠接受這些常見的菜色，卻不知道台灣的山野林間竟有多達一千種的野菜可供人食用。

在自然醫學診所看診的過程中，發現許多患者對日常生活中常吃的青菜過敏，我從家人的抽血報告也發現，血液中有高麗菜的抗體，為了健康，我和家人停止食用高麗菜半年。最近到山地偏遠地區義診途中，沿路看到河谷、山谷都種植淺根的單一作物——都是高麗菜。雖然農作物生長得很漂亮，沒有蟲咬的痕跡，但眼前整個山谷卻聽不到鳥叫蟲鳴，可謂「千山鳥飛絕」。

　　當一塊土地上只種植能換取新台幣的經濟作物時，存在於自然環境中的蟲兒因接觸農藥死亡，天上的飛鳥也不能存活，這片土地便失去生機，土地上的人民勢必也將失去健康。其實森林裡有多樣性的植物和動物，皆可做為人類的食物，我們要做的就是去認識、採集這些植物，然後利用現代的科技，變成有益健康的食物。

　　值得一提的是，存在於自然森林中果實與樹葉的香氣，也會成為刺激嗅覺最好的芳香療法。森林醫學就是研究森林中有益人體的野花野草、動物昆蟲。我們要用先民的智慧加上現代醫學，讓保存森林的產值勝過破壞森林，如此一來，珍貴的森林資源自然而然就會保存下來。

　　所以，自然醫學不但治療個案，崇尚自然的森林醫學更能治療已經傷痕累累的台灣。如果自然農業能在久居部落的原住民族中發揚光大，再結合自然醫學的診治經驗，未來必定能夠讓台灣的土地和人民更加健康。

藥物的迷思

藥物跟核電安全一樣，我們想要它安全有效的療效，卻也都害怕藥物的副作用。當病患因為身體痠痛不適到醫院求診，大多數的醫師通常會給病人非類固醇的抗發炎藥物，藉此治療患者的關節炎。這一類的傳統藥物止痛效果不錯，但有可能會減少腸胃及腎臟的血流量，造成胃痛及下肢水腫；如果老人家胃壁薄易因此造成胃出血甚至胃穿孔，就得要手術治療。如何選擇有效又少副作用的藥物，就是醫師和患者選擇藥品的重要考量。

1998年12月31日，衛生福利部食品藥物管理署（前身為衛生署食藥局）FDA核准輝瑞藥廠一項用藥「希樂葆」（Celebrex），可用於退化性關節炎、類風濕性關節炎，這藥物止痛效果好，對腸胃的副作用少，對於必須天天使用、長年服用的患者來說，無疑是一大福音。2001年7月1日，該藥取得台灣健保給付的適應症，一時之間，台灣60歲以上的患者都可以使用。在此同時，默克藥廠也推出名為「偉克適」

（Vioxx）的同類藥物，有些患者也很喜歡使用。身為骨科醫師的我，那幾年都以為從此可以放心地使用止痛藥了，因為此類藥物較不容易產生胃痛的副作用。

但萬萬沒想到，在2004年8月有一份報告出爐，連續服用「偉克適」達18個月以上的患者，腦中風與心肌梗塞的機率高出1.92倍（1.50%比0.78%）。2004年9月30日，默克藥廠自動將藥物下架，隨即股票應聲倒地，面臨無數病患的求償訴訟。最後在2007年，默克藥廠付出高達48.5億美元，補償2萬7千個「偉克適」的訴訟案件。

究竟藥物是救人還是害人？時至今日，人們仍處於藥物的兩面刃之下，唯有謹慎地使用，才能夠達到治療疾病的目的。除了藥物治療之外，自然醫學提供了另一種選擇，讓人們思考可以遠離藥物的各種方法。

對的油，可以治病

所有的生物都是由細胞組成，細胞是生命體的最小單位，而細胞膜的組成成分最主要是油，油形成一層保護，如果被破壞就會產生發炎反應，這些發炎物質會產生一系列的作用，因而出現一個發燒訊號。穩定細胞膜就可以減少發炎，一旦身體在不發炎的狀態之下，很多疾病就不會發生，而穩定的細胞膜則有賴油脂的平衡。

導致現代人生病的原因，有很大的因素是油脂組成不平衡，最常見的是Omega3與Omega6失衡，再加上攝取過多添加於食品中的反式脂肪，讓人體內油脂的狀況出現更不平衡的情況。

為什麼人體中的Omega3與Omega6會不平衡呢？主要與現代社會的農業改革有很大關係。目前玉米、大豆是現今全球最大的經濟作物，不僅提供人類食用，也製造成飼料給動物使用，其提供的主要油脂為Omega6。這聽起來可以解決全球糧食不足的問題，但實際上美國基因改造農業卻讓農糧發生

更大的問題。

　　基因改造因為植入農藥基因到農作物身上，讓它們可以抵抗農藥傷害，農場主人遂可肆意噴灑農藥，殺死不要的雜草、昆蟲以及病蟲害，卻不會損傷農作，因此可以更大量的生產。在大量生產又可以降低價格的前提下，市場形成一股強而有力的競爭力，加上大豆玉米又被加工當作飼料，使得食物鏈變得更加單一化，造成人類與動物Omega6油脂都吸收過多。基因改造科技雖然可以讓種出來的農作物量變多，但事實上營養卻變得比較少，吃了還會生病，基改作物的致癌風險已成另一個嚴重的問題。

　　因為攝取太多Omega6，所以自然醫學領域以補充植物性Omega3來做為治病的一種方式。油脂平衡後，細胞膜就會穩定，細胞膜一旦穩定，血液循環也會變好，神經傳導就趨於平衡，病人就好起來了。

　　舉例而言，愛斯基摩人長期生活在冰天雪地的環境中，可攝取的食物營養來源非常有限，但是他們的健康狀況卻不會比其他地區的人差。細究其因，原來是愛斯基摩人平日攝

取的海豹肉與大型魚肉當中，含有豐富的Omega3有關。因為海豹的主食是魚和海藻，魚類也吃海藻，海藻中有豐富的Omega3，經由食物鏈累積到魚和海豹的身體中，愛斯基摩人攝取牠們之後，就可以保持身體健康。

但目前因為生態環境逐漸失衡，海洋受到嚴重汙染，海洋動物的油已被認為不適合繼續取用，採取化學方式萃取油脂來源，也引發不少安全爭議。所幸除了海洋動物之外，大自然當中有許多植物也富含Omega3，而且植物的Omega3油大多是採冷壓式的物理性萃取而來。

在台灣，紫蘇、馬莧草都是常見的植物，不僅生命力強健，植物的種籽更含有豐富Omega3。除此之外，苦茶油也富含Omega9，它是單元不飽和油脂，有別於Omega3跟Omega6的多元不飽和油脂，可用於高溫烹調，是平衡油脂的利器。

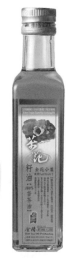

苦茶油

人體當中的油脂，還存有反式脂肪的問題。反式脂肪就是改變脂肪的分子結構，使其不易敗壞，反式脂肪的成分接近塑膠，但人類食用時卻沒感覺，反而還覺得比較好吃，其實這種脂肪不容易被身體代謝，連細菌也分解不了。

我們該如何避免不適合的油與假食物對人體造成的傷害呢？最重要的就是多吃真食物，讓身體的知覺性變高，人體恢復原有的知覺性後，就不會想再攝取那些充滿反式脂肪或玉米糖的加工食物。

最好的醫藥還是在大自然裡面，不要把水泥塑膠視為理所當然的生活方式，最好把生活空間和環境綠化，如果能夠自己耕種蔬菜作為食物來源是更棒的方式，即使利用陽台一隅，也聊勝於無。試想若每個家庭都靠自己生產一點農作物，就不必處處讓大型農糧廠商掌控。換句話說，只要把神原本創造的萬物回復到原來的樣態就好了，這是多麼簡單的方式，卻也不容易實踐。如果可以讓社區裡四處保有小小的生態池，甚至可以種桑葉或野菜打成汁來喝，道路空間也恢復多一點生機，是我們靠一己之力就可做到的事。

自然醫學案例

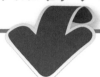

脊椎受傷，穴位注射、運動、健走杖、鞋墊多管齊下

　　呂小姐就讀大學時曾因不慎跌倒，當時重重地摔在水泥地上，後來痛了兩個月，因而種下腰痛的病根，三不五時就會發作。大學畢業擔任小學教師後，呂小姐每天幾乎都是站在講台上教課，於是腰痛頻率漸漸增加，每次腰痛發作時，她就看醫生、吃止痛藥。醫生的說法莫衷一是，大概都是要她痛的時候吃藥，不痛就不用理它，十多年來就這樣度過腰痛危機。

　　為了根治腰痛，呂小姐曾透過牽引復健、名

醫推拿等方式，企圖徹底擺脫腰痛，但似乎都維持不了多久，舊疾就復發。

到了2013年9月，剛開學沒有多久，呂小姐的腰痛又發作了，但這次的感覺特別痛，嚴重時痛到晚上無法入眠，就算吃了消炎藥也沒有用。睡眠嚴重不足，白天又要忍痛站著講課的日子，讓呂小姐苦不堪言。

直到醫院替呂小姐做了核磁共振檢查才發現，她的第5腰椎和第1薦椎間的椎間盤全部黑掉了，等於骨頭和骨頭之間沒有潤滑劑，在直接磨擦的情況下，當然會痛。她一看到當場受到驚嚇，不曉得自己症狀竟然如此嚴重，醫生甚至還告訴她：「這是不可恢復的。」

驚覺事態嚴重，呂小姐決定上網好好找資料，希望能夠找到解決的方法，並參考別人的治

療方式。很巧的是，她上網時恰好看到我的演講影片，並且很認真地把所有相關影片都看完，再抱著最後一絲希望來到我診間看病。

　　第一次看診時，我先幫呂小姐做穴位注射藉此緩解疼痛，結果當晚她就可以入睡了，雖然腰痛還是存在，但已經沒有那麼痛，因此可順利入眠。對呂小姐而言，已經是大有改善了，在希望身體痊癒的驅使力之下，她每周固定做穴位注射，每天也很認真地作我建議的運動，例如雙手托天、閉吼開哈、小7伏地等動作，加強訓練脊椎與腹部力量，沒想到過了三個月後，她已經好了七成。

　　等到寒假時，呂小姐想跟家人去香港旅行，但是必須要大量走路，讓她開始擔心，我建議她一定要帶健走杖出遊行走，才不會讓先前所有的

努力功虧一簣。使用健走杖之後，果然讓她走路輕鬆不少，幫助她在行走時挺起脊椎，讓姿勢正確，也能夠保護腰部。

呂小姐後來還訂製了矯正鞋墊，穿了之後腰痛的症狀又更好一點，現在她已經恢復得跟一般人一樣，平時生活作息也恢復正常，雖然偶而還會出現腰痛症狀，但只要多休息就好了，不再靠藥物止痛。她目前仍持續做復健動作、拿健走杖，以維持正確的人體體態。

⌇⌇雙手托天
⌇⌇示範動作

⌇⌇小七伏地
⌇⌇示範動作

自然醫學案例

自律神經失調，補充營養品，搭配「閉吼開哈」運動

　　袁先生是啟智學校的老師，2009年開始發現身體狀況越來越弱，不僅眼睛視力變差，還有其他不舒服的症狀，到醫院接受檢查，醫生診斷是老化所致，但他當時還不到35歲，因此充滿懷疑。

　　到了2013年，袁先生的身體健康每況愈下，嚴重到上課時站在講台都會出現暈眩感，必須扶著黑板才能繼續講課，寫字時偶爾還會寫反，到了晚上睡覺時，躺下去不到5分鐘，就感到胸口

好像有一顆大石頭壓住而無法呼吸。以上種種症狀，讓他一度興起留職停薪的念頭。

為了改善症狀，袁先生看過很多醫生，也做過許多檢查，連中醫也看過了，甚至還求神問卜，得到的結果都是身體沒有任何異狀，最後去看身心科門診，醫師診斷他得了焦慮症。

袁先生於是開始查很多關於身心症的資料，他認為自己的症狀更接近自律神經失調，也因此連結到自然醫學網站，網站上有很多關於自律神經失調的介紹和資訊，讓他非常認同，因此前往自然醫學診所尋求治療。

自然醫學主要的治療方式是先服用鎂、鈣、GABA等營養品協助改善睡眠品質，然後每天固定吃紫蘇油，同時配合做「閉吼開哈」運動。經過一段時間後，袁先生的狀況改善很多，最主要是

晚上心悸問題消失了，充分的睡眠讓他隔天精神狀態很好，暈眩眼花症狀也漸漸消失。而「閉吼開哈」動作更是讓袁先生嘖嘖稱奇，每當他感到鬱悶時，做幾下「閉吼開哈」動作就覺得氣血通暢，因此他現在每天會趁上下班開車等紅綠燈時，趁空檔做「閉吼開哈」動作。

袁先生認為，很多人都認為自律神經失調是心理因素，但他認為是生理疾病，可以透過物理治療跟運動獲得改善，就像他接觸過的自然醫學，透過油、鎂、鈣來改善症狀。目前他只需補充好油即可，不需要再服用鎂和鈣，再搭配做運動，就能維持身心的健康。

閉吼開哈
示範動作

自然醫學案例

乾癬：除溼抗塵蟎，補充 Omega3和腸胃黏膜修補劑

　　有一位陳同學在升大四那一年暑假，因為忙於打工較辛苦的關係，竟然導致乾癬發作，四肢與身體都出現丘疹或斑片，讓她非常痛苦。

　　陳同學的乾癬症狀在大二時第一次發作，一開始發生在臉上，她以為是痘痘，看過醫生才知道是乾癬，之後便時不時發作，只要症狀出現時，她就擦類固醇，但通常兩、三個月後又會發作，一直反反覆覆。時間一久，以往只發生在臉上的乾癬，後來連身體與四肢都出現症狀，讓她

不敢掉以輕心。

等到開學之後，陳同學的乾癬症狀絲毫沒有改善，甚至越來越嚴重，半夜經常難過到睡不著，由於害怕父母擔心，所以即使身體很不舒服，還是強忍著不適去上學，除了去學校之外，陳同學都不敢出門了，因為她怕紅通通的皮膚會引來旁人側目。

在飽受乾癬困擾期間，她到處看醫生，住家附近的皮膚科都看遍了，連大台北的名醫也曾前往求診，大醫院也看了兩次，都沒有效果。後來還曾遠赴桃園看專治乾癬的名醫，只是療程很可怕，不僅要剃光頭，還要歷經乾癬全身發作的痛苦，這段時間還不能上學，而且必須搭配牛樟芝食用，一個月要花費七、八萬，讓陳同學打了退堂鼓。最後是她的母親輾轉經親友介紹，也許可

以讓她試試不吃藥的自然醫學。

陳同學到診間看病時,我先檢測她的過敏原,發現她對塵蟎高度過敏,因此建議她把寢具都換成抗塵蟎的產品,並全天開除溼機,同時也吃Omega3油以及腸胃黏膜修補劑改善過敏狀態。

第一個月過後,因為之前類固醇吃太多,有一些被壓抑住的紅疹都冒出來,但第二個月開始新冒出的疹子跟舊的疹子一起慢慢變淡,第三個月已變暗沉色素,臉幾乎只剩一點點紅疹。歷經八個月的乾癬爆發,終於控制下來,讓陳同學直呼不可思議。

很多人都說乾癬是頑強的疾病,十多年都好不了,陳同學第一次到自然醫學診所時,醫生卻說一個半月到三個月即可好轉,她一開始還不太相信,沒想到三個月後就逐漸痊癒了,讓家人和

同學都很驚訝。

　　目前陳同學已可以開始運動，出外曬太陽，並持續在飯前吃黏膜修補劑，飯後喝15～20CC的Omega3油，其他飲食都正常。原本以前早上起床會打噴嚏，晚上睡到一半會鼻塞的症狀，也隨著乾癬痊癒而消失無蹤了。

自然農業

回顧2013至2014年，台灣幾乎都陷入食安問題的風暴中，從2013年初的毒澱粉案、年中的混米案、年末的食用油案，到2014年黑心食品連環爆，一連串政府帶頭做假、商人見利忘義的行為，讓人民擔心受騙，讓社會的互信基礎變得十分薄弱。因此2013年的代表字中，前七名都是負面字，「假、黑、毒、亂、謊、悶、混」，「真」排第八，「醒」排第九，「食，安」並列第十名。

前面七個字說明當時人心的感受，這七個字可謂「七假」，後面的「真、醒、安、食」，就表明民眾的真心盼望。目前的社會以假亂真，真假難辨，假貨猖獗，食品安全就成了與我們生命財產息息相關的重要議題。

其實「真」就是自然的生物、生命、生態所產生的「真實的真食物」，「醒」就是我們經驗過「真實的真食物」的人，對「七假」的分辨與對抗。

真時間、真實做、真食物

因為自己和家人的食物需求，我在新竹擔任骨科醫師的時候，有機會接觸到自然農業，開啟了人生另外一段新的旅程。更因此深刻體認到，一個人的健康，可以為全家人帶來健康，找到好的農作物，可以達到整體環境的健康。

2013年是我接觸「三真自然農法」的起始點，也是開始藉著「真時間」、「真實做」得到「真食物」的生命歷程。2013年初，當時在新竹開始有固定門診，時間是星期三上午和晚上，下午剛好有一大段空檔，想起一起打網球的黃大哥從高科技業退休，他在湖口買了一塊田，和朋友一起耕種無農藥的有機蔬菜，自產自足，也供應給親朋好友。

自幼成長於農村的我，特別喜歡玩泥土，於是自告奮勇，在星期三的下午到湖口農場當志工，從下午2點至5點，有3個小時種菜並享受田園生活的時間，看到植物成長不但讓我很有成就感，赤腳在田裡享受泥土的按摩，感覺更舒服。

由於一個星期只有三小時的工作時間，所以我主動加入

有機廢棄物的處理。我利用網路學習，用空心磚做了一個一公尺立方的堆肥場，一層菜葉、一層泥土，用三明治的方法做堆肥。此外，也在網路買了太平二號的蚯蚓，利用蚯蚓加速菜葉的分解，這些分解者會將有機質變成植物可以吸收的肥料。

努力付出總是會得到大自然的回報，我們的有機田不但充滿昆蟲，也充滿微生物，如此一來，幾乎所有的生物都可以和平共處，如果是用溫室種植，雖然可防止蟲害，農產品的外型也比較好看，但卻少了大自然日曬、風吹、雨露帶來的味道。

為了追求真食物，我加入固定會員享受宅配無毒蔬菜，但卻更喜歡自己現採蔬菜，再揹著蔬菜坐火車返回台北，最後走路回家的感覺，在這段過程中，可享有一種「爸爸打獵回家」的喜悅，以及天父養活眾生的感恩。

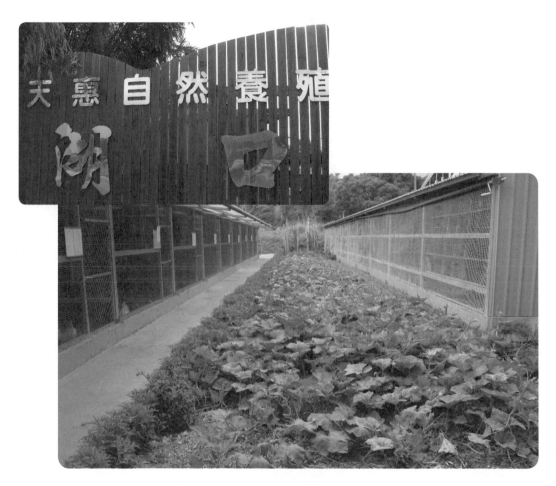

湖口農場

天惠自然農場的啟發

在日月能量的交互作用之下，植物能帶給我們最好的能量，這也就是自然界以生命養生命的奧妙真理。於是我開始思考，如果禽類能夠吃蟲，那麼是否能夠減少蟲害呢？接著就開始上網尋找如何養雞的方法。

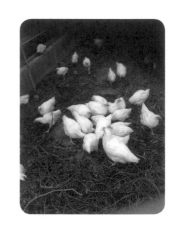

高義英老師是新竹天惠農場知名的養雞達人，天惠農場距離黃大哥的農場不遠，就在湖口國小正對面。有一天首度拜訪天惠自然農場時，第一次吃到有生命的受精卵，和市面上販售的雞蛋非常不同，那種天然濃郁的味道，是我對真食物的初步認識。

後來開始在天惠農場學習自然農業，學會如何運用分解力強大的土著微生物當肥料與對抗病蟲害，從來不使用農藥，也不用任何肥料，更不用溫室種植，只要充分發揮植物的生命力，讓我體驗到極大的收成成果！

到了採收的時候，我請客家老婆婆幫忙將菜園裡盛產的芥菜做成酸菜、梅乾菜，結果受到家人的肯定與歡迎，尤其是太太學會烹煮酸菜黃魚，成了她新的拿手菜，丈母娘親手做的梅干扣肉，也成了我便當最愛的家常菜餚。

聖經馬可福音4章30-32節說：「神的國我們可用甚麼比較呢？可用甚麼比喻表明呢？好像一粒芥菜種，種在地裡的時候，雖比地上的百種都小，但種上以後，就長起來，比各樣的菜都大，又長出大枝來，甚至大上的飛鳥可以宿在他的蔭下。」是說天國就如同芥菜種，最小的種子可以長成大樹。在實際生活當中，我也從這種植芥菜的生活裡，體會到真實的快樂。腳踏實地、親手做工，食物對我而言不再只是食物。在一個星期三小時的親手耕作後，享用真食物成為我感謝上天的禮讚，揹著真食物回家，更成了我最甜蜜的負荷。

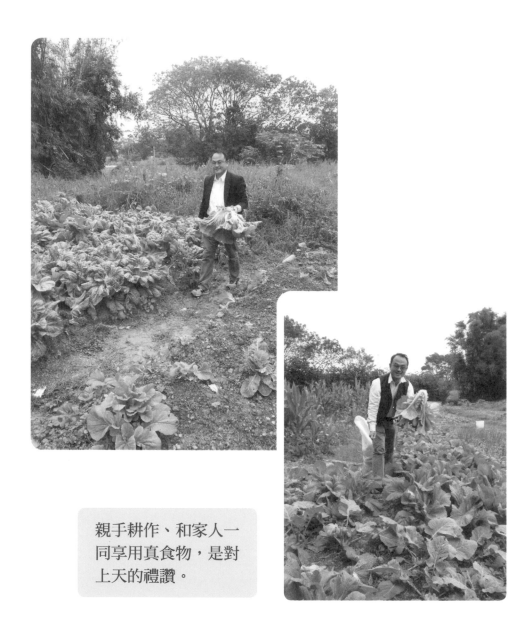

親手耕作、和家人一
同享用真食物,是對
上天的禮讚。

自然農法的力量

　　在〈看見台灣〉這部紀錄片中，可以從空中欣賞到台灣壯麗的山景、美麗的農田，但也看到山谷因為過度開發、種植淺根的經濟作物，以及氣候變遷帶來的超大豪雨造成土石流，使山谷崩壞、水庫淤積。上天賜給我們的雨水，如果沒有森林的保護，不但無法保持水源，反而會因豪雨造成更大的傷害。台灣的山地多，平原少，種植稻米是最理想的天然濕地。如果我們用自然農法恢復更多的水稻耕作，並加高田埂的高度，讓水稻田成為天然的蓄水池，就是台灣生物多樣性最好的溼地，亦可藉此涵養地下水源，阻止地層下陷。

　　在都市叢林中的我們該怎麼做呢？此時可以妥善運用「海棉寶寶」妙方，就是在鋪柏油道路、人行道時，加入如同海棉組織的碎石透水層。興建學校公園的跑道時，應該使用能夠吸收雨水入土地的透水建材，下雨時才能讓降下的雨水滲入地下，而不是用排水溝排入大海，要讓土地「喝水」，就必須涵養地下水，才能避免地層下陷的危機。

三真健康大使館

黑心食品的根源在於人離開生產食物的土地，藉工業分工之後賺取金錢，再以金錢用商業模式得到食物。學校教育的重點，通常在於教導工商社會中的謀生技能，卻忽略了土地教育與食物教育。三真健康大使館成立的宗旨，即在於加強土地及食物教育，希望集結有機消費者，每周至少花三小時實地到有機農田耕種，一方面接受土地教育，一方面也親自參與生產過程。腳踏實地，親手做工，親近自然，如此一來對於食物才會更珍惜、更安心！

目前許多有機農業因為產量不穩、多樣性不足，成本及價格不敵化學農業競爭而無法普及。

對此，三真健康大使館特地結合義工服務及揪團網購的概念，為有機農民注入義工工作人力，志工們同時也是有消費能力的一群，當然能夠享用真食物，其中付出時間更多的人，可以用時間換取合理量的真食物！

三真健康大使館就如同一個媒介，利用網路的力量，重新把人群帶回生產食物的土地！讓農村再度充滿人來人往的消費者義工，也讓人群接受土地教育，珍惜上天賜福的真食物。

三真健康
大使館
Facebook

自然飲食

2013年7月，在一趟到宜蘭三星鄉行健村有機旅程中，見識了沈福智班長對復育土地的努力，內心深受感動。在農場喝了有機米漿之後，那種香濃的味道，令人驚艷，久久難忘。回家之後，和家人試著用米漿機打出美味的米漿當早餐，家人享受了糙米漿中完整的營養後，排便也更加順暢。

糙米中的多醣體是大腸中益生菌的最好的食物，也就是所謂的益生源。現代人排便不順，原來是缺乏了「米田共」（糞便）當中的「米」！在自然診所看到的食物過敏原檢測中，對米過敏的患者很少，但是對小麥過敏的患者卻很多，所以我真摯希望台灣人吃更多的有機台灣米，不但自己和家人得到健康，更希望親朋好友們能夠一起享用！希望更多人用簡單的機器自製有機米漿，以米漿當早餐減少國人日益增加的大腸癌，也能夠協助復育台灣生態多樣性的有機農田。

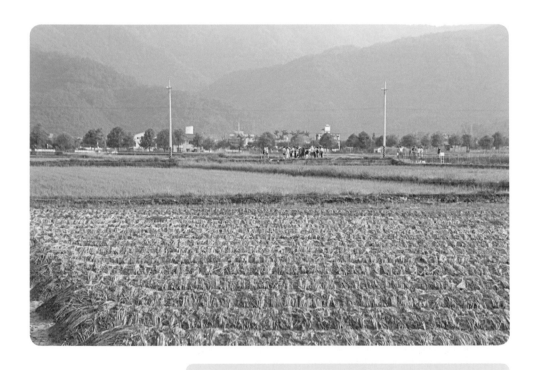

一趟到宜蘭三星鄉行健村的有機旅程中，
見識到有機農友對復育土地的努力。

金流點滴灌溉，搶救台灣有機田

回想起2013年10月中旬，在台大梅峰山地農場參加健康管理養生營的旅程，梅峰農場海拔2100公尺，高過清境農場，距離合歡山大約15分鐘車程。在三天兩夜的課程中，我學習到所謂的養生之道就是「好生之德」。要培養好生之德就由了解自己的呼吸開始，把握自己的一息尚存，課程中還有和眾人一起團練，集氣祈求國泰民安。

令人印象最深刻的旅程，就是參觀梅峰農場的原始森林和有機農田，高山上的水源是從十幾公里外的合歡山接管引水而來，十分寶貴，灌溉農田不能用傳統的高處澆水法，而是要在地表埋設水管，以小洞、小水滴直接在植物的根部灌溉。這種節約資源，集中力量且積少成多的方法，源自以色列在沙漠地區的耕種方式，雖然水源很少，但是直接運送到植物根部灌溉，就算在沙漠也能生出一片綠洲，所以不浪費正是「好生之德」的第一步！

在低價戰爭、大量生產、集中運輸、降低成本的經濟模

式之下，我們的食物變成了只重外形口味的「假食物」，而不是承載生命營養與天地能量的「真食物」。身為一位專業的骨科醫師，雖然受過多年的教育及專業訓練，但卻是個五穀不分的醫師，不懂得如何珍惜食物。自從認識有機農友之後，自己和家人才開始享用無農藥的蔬菜，每一次自己親手種植的農作物收成時，扛起蔬菜搭火車回到家，看著一起吃著真食物的家人們，真有一種莫名的喜悅！

在自己重拾健康之後，更期望成為一個「健康大使」，致力推廣這種腳踏實地、親手實做的真實的人生，也因此認識更多同好，可以用民眾的小額消費方式，直接向友善農友購買營養可口、富含能量的真食物。向小農直接購買的點滴金流，就如同滴灌灌溉，支持一群憑良知種植農作物、飼養動物的純樸農友們。

誠樸的有機農友

接觸自然農法之後，有更多機會認識不少有機農友，也正因為他們，讓我知道台灣有很多對土地友善的農友們。例如宜蘭施明月女士經營的滿溢家族火龍果，用益生菌、雞鴨鵝的共生果園，讓人感受到食物的美味與得來不易。三星鄉行健村原鴨米，讓我們更了解飼養鴨子吃福壽螺及除草的自然農法，讓水田濕地得到復育，更多的微生物、田螺、青蛙、昆蟲也獲得生機！至於湖口80歲老當益壯的彭老先生，也用心種出特別香甜的湖口香米。

原來我們的主食「米」，是天地之間的精華，富含維他命、蛋白質和醣類。過去數千年以來，養活著許多人，我們

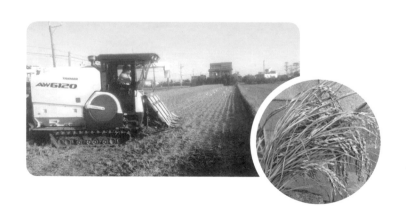

的基因也與米如此契合！我和家人們的食物過敏原檢測報告中，米一直都是乾淨的，沒有人對米過敏，而小麥卻容易造成中度到重度的過敏，因此家中三餐從以前的麵食為主，改成三餐都吃米飯，如今我當了兩年多的「飯桶」，身體變得更健康了。

在農場喝了原味的糙米漿之後，感覺到那種天然的美味，不是任何化學香精所能比擬。糙米中多樣的多醣體是大腸中好菌的益生原，可以強化人體腸道中的益生菌，糙米的粘性與維生素B群，也讓我們的排便成為一長條紮實金黃色的糞便，排便順暢可以預防現今日益猖獗、害人無數的大腸癌。我相信台灣人如果多吃有機米，復育體內的益菌，一定可以減少大腸癌的發生率！

人體的健康同時反應出環境狀態，當有機田的昆蟲水族恢復生機，我們體內的益菌也會恢復生機！我們養生就是好生之德，如果在一片土地上，連微生物、昆蟲都活不好，人類又怎能倖免於難呢？養生保健的祕訣之一，就是在於復育土地中活潑多樣的生命力。

支持自然農業就是好生之德

　　支持自然食物成了我四十歲之後的生命重心之一，通常在選擇食物時，食物的價格不是唯一考量，因為「真的就不貴，假的就不便宜！」所謂物以類聚，誠實的人會互相欣賞真心實做的人，如果大家每年最少花三小時參與有機農業，一同拜訪有機農友，享受有機田野中的鳥叫蟲鳴，從此真食物就不只是食物，而是天地能量、日月精華的載體。

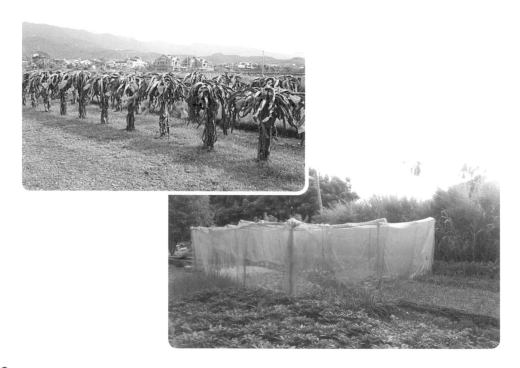

　　為了推廣自然農法，鼓勵大家利用有系統的科學方法生產出美味健康的食物，重新恢復土地的生物多樣性，讓吃飯不只是享用一餐佳餚，而是吃出讓身體更健康，並吃出美麗的環境。如果每天三餐都能吃下充滿生命力的自然食材，就可以用「嘴巴」愛台灣，以生命餵養更多的生命。

　　在此分享我這個中年男子追求健康的生命歷程，主要就是希望每一位民眾都能團結起來，多多利用自然農業；不但自己和家人、親友都能得到健康，土地環境也將充滿生物多樣性。只要在日常生活之中，從愛自己、愛家人開始，逐步推展到愛環境、愛眾生，支持自然農業就是好生之德的具體表現！

Feed Your Family

重視餵養、重視廚房

從小在台灣南部的農村長大，18歲之後遠赴台北讀書、工作、結婚生子，對於一位離鄉遊子而言，每逢端午節，最想吃的就是媽媽親手包的肉粽，但從小吃到大，卻從來沒有自己動手包過粽子，直到最近幾年，突然想要向家中長輩們學習包粽子的技巧，到底是什麼原因呢？

母親當了幾十年的家庭主婦，自然練就出一身好手藝，一人包辦家中的大小事務。她不但會包粽子、蒸年糕、做蘿蔔糕，逢年過節更是家族中的「總鋪師」，忙碌之餘還抽空參加教會的炊事組服事工作。媽媽以動作明快俐落聞名，身為母親的兒子，一直沒有想到要學會她的一身廚藝功夫，直到接觸並研究自然醫學後，發現食物過敏原檢測報告中，米是最乾淨的，最不容易引起過敏，從此之後，家中開始三餐

儘量選擇米食為主。

　　想要讓身體得到健康，首先要重視三餐的飲食，常言道「病從口入」，確實有其根據。通常人到中年之後，記憶力就會開始衰退，若想要保護大腦，就要多多訓練自己的「五感」，而整合「視、聽、嗅、味、觸」五感最好的活動，就是親手烹煮料理。台灣有豐富的米食文化，母親和丈母娘精湛的廚藝，就是我最好的教練。

　　端午節吃粽子不僅是應景的文化傳承習俗，適量吃粽子更有益身體健康！基於照顧自身健康並維持大腦靈活運作的使命，並完成母親對孩子聰明健康的期望，在此前提下，我下定決心開始學習包粽子，不但是傳承媽媽的好手藝，也把它當成母親節最佳禮物，希望把這種親手用愛心做的食物的心意，繼續傳承給後代子孫。

　　與先前的農業社會相較之下，現代社會家庭的結構是拆開的、打散的，傳統大家庭的餵養功能被現代外食文化及速食取代，家中的廚房形同虛設，如果要維持健康，就要重新回到廚房並接受訓練，自己動手做菜。對於我們每天吃下肚

的食物千萬不能等閒視之，最好選擇天然的食材，如果時間許可的話，最好親自動手做，並且盡量想辦法讓烹煮的過程簡單化。

若要慢慢脫離現代社會失衡的食物供給系統，我們最少要能做到自助，也就是種植每天生活飲食所需的「葉綠素」。如果做不到的話，可以想辦法跟朋友交換蔬果，或是支持用心耕作的小農，用比市價高一點的價格去購買他們的農產品，進而關心農友和相關組織，就可以創造一個更有善的自然食物購買環境，構築一個健康的有機循環。

烹飪過程簡單化

　　在日常飲食方面，除了確保食材來源是健康的大地與自然耕種的農產品，烹煮食物的方式對健康也很重要。食物最好都以低溫水煮的方式烹煮，溫度以不超過攝氏100度為佳。因為當蛋白質變成比較脆的型態時，就變成容易致癌物質。

　　以我們家每天早餐為例，家人經常喝自製的米漿，加上天惠農場的新鮮雞蛋，還有幾片海苔，這樣簡單、營養又美味的早餐，讓全家人一天都充滿活力。目前坊間有許多食物調理機，可低溫炒菜並蒸煮各種食物，大家不妨多多利用。

Chapter **4**

[氣血篇]
體內循環
網絡的暢通

氣是什麼？

　　中國養生之道常提到氣血的重要，中醫認為，一個人健康的標準就是氣血充足。古人常以「一息之間」、「一息尚存」來形容生命存在與否。

　　為什麼「氣」如此重要？因為人類在進行各種動作時，全部都要用到氣，不僅人體運用氣運作，很多器物也是運用氣的原理而運作。例如汽油燃燒之後產生氣體，藉此氣體推動渦輪，汽車才可以前進。人類說話時之所以可以被他人聽到，就是一口氣出去之後，讓對方的耳膜產生振動，最後變成解答的電路，雙方才能藉由語言溝通。簡而言之，氣就是一種能量，能量可以讓物體移動、加速或減速，也就是我們每天都在做的事，亦即「活動力」。

　　根據牛頓第一定律（慣性定律），靜者恆靜，動者恆動。而靜的事物可以讓它移動，動的事物可以讓它減速，靠

的就是能量。

　　當人體出現疾病時，往往是源於氣不足、氣太多，或是氣不平衡的因素。首先要了解的是，氣的運作方式大致可分為「入」與「出」、「吸」和「呼」，目前最常見的問題是「出」，出不足或出太多都會產生問題。

　　「出不足」就是人體的氣被塞住，產生的二氧化碳（CO_2）無法順利排出體外，因而產生血液變酸、組織缺氧的問題，造成紅血球帶氧能力變少，燃燒不完全，於是造成乳酸導致疼痛，很多人疼痛的原因其實就是缺氧。

　　「出太多」就是人體一直喘氣，過度換氣的結果，使得血液鹼化，二氧化碳被洗掉，體內的酸鹼值不平衡，產生出來的問題最常見的是手臂麻痺。所以，氣要充足與平衡，才能獲得健康的身體。

身體的燃燒作用

葡萄糖是自然界分佈最廣且最為重要的一種單醣,更是人體重要營養成分和主要的熱量來源之一,它是碳水化合物 $C_6H_{12}O_6$,等於六個碳被六個水包住,像一個浮動的救生艇,如此才能在血液裡漂流,進到細胞裡再切成三碳,然後被燃燒轉化成能量,也就是先前提到的「氣」。

人體的氣一定要經過燃燒的過程才會產生,燃燒包括氧化與還原,把氧化的東西回復叫還原。整個燃燒過程需要被燃物、助燃劑,以及還原劑,其中的被燃物就是碳,助燃劑則是氧,還原劑就是氫。碳、氫、氧是身體組成最多的化學物,也就是碳水化合物。氫和氧就是水,碳水化合物燃燒後會產生二氧化碳跟自由基,一個負電的離子跟氫結合就會中和二氧化碳與自由基,如果沒有氫的中和與還原,身體會有過多的二氧化碳與自由基,產生老化與癌化。氫可以讓人體

自由基減少，主要扮演一種「滅火」的角色。

　　原本人體大腸的益菌會產生氫氣，健康的腸道會提供我們所需的氫氣，但現代飲食太過精緻，使得腸道中的細菌變化太多，在益生源不夠的情況下，人體自然產生的氫氣就不足夠，大大降低「滅火」的功能。

　　我們整個身體其實要靠碳原子來運作，碳原子要保持活動，就要有氫跟氧才能流動，人體活動就是吸入氧氣、氫氣，產生二氧化碳的運作過程。現代人常缺氧、缺氫，以致血液流動不佳，二氧化碳無法順利排出，再加上攝取太多可能沒辦法被身體代謝的長鏈碳或反式脂肪，無法被細胞切斷，因而產生疾病。

　　神未曾應許天色常藍，花香常漫，但我們卻能控制自己的呼吸與飲食，就應該想辦法呼吸到氧氣濃度更高的空氣。目前坊間有業者販售水電解後的氫氧機，讓氫加氧一起吸進人體，藉此讓身體保持平衡。在飲食方面，則應避免攝取太多人工食品，多吃自然食物才是最理想的養生之道。

氣的保健

穴位的運用

人體的穴位有點像音樂和弦的共振點，每個穴位有其獨特的曲調和諧的協調性，可以幫助人體氣的循環與運行。穴位注射是自然醫學使用的一種調控方式，做法是在人體某幾個穴位注射維他命B_{12}，因為B_{12}可以幫助神經修復與再生，藉此減少疼痛。以前的穴位注射法，大多是把維他命B_{12}打進血管中，現在則是進一步打在穴位上，利用穴位的共振點特性，反應更快，效果也很理想。

對於無法接受穴位注射的患者而言，自己在家也可以透過運動，達到類似穴位注射的效果，首先是把米放在一個乾淨的襪子中，襪口打結後就成了一個米球，接著就用這顆自製米球敲擊穴位，藉此促進淋巴、血液循環，如果沒有米球的話，也可以拿小孩子玩的沙包來取代。

以米球拍打按摩穴位

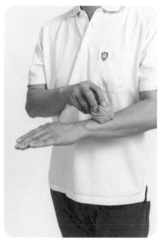

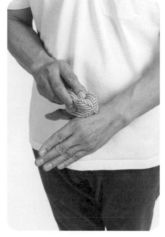

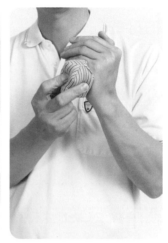

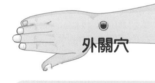

外關穴

合谷穴

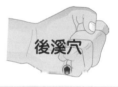

後溪穴

以米球拍打外關穴（戴手錶的位置），每次20~30下，一天做5~6次，可治一切痛症。

拍打合谷穴，每次20~30下，一天做5~6次，可補氣、治肩頸痠痛。

拍打後溪穴，每次20~30下，一天做5~6次，可治腰痛。

<<<<<<
示範動作
馬上看

　　我們每天洗澡是為了洗掉皮膚表面的髒汙，那麼皮膚底下的廢物要如何清除呢？建議可以用拍打身體的方式，因為拍打的動作可以深入皮底下筋膜，產生清除、循環、推動，協助皮底下的髒汙代謝。現代人走路的時間變少了，長時間坐著，身體循環比較差，適時利用拍打振動身體促進循環，是一種很好的養生方式。

　　目前人類面對的健康問題，主要是氣不流動或亂流動，甚至流到某個特部位無法出來，例如當我們坐著的時候，血液往身體下面走，氣就不通，下肢的疼痛就會明顯比上肢多。能量要流動才能發揮作用，此時除了多做深呼吸，產生內能能量以外，也可以利用拍打的動作提供外能，促進體內的氣流動順暢。

訓練氣的運動

抱膝正脊 部位：丹田	**十巧手** 部位：手部 來源：傳統養生運動	**閉吼開哈** 部位：手部 來源：笑瑜珈
小7伏地 部位：丹田	**氣**	**雙手托天、閉氣提肛** 來源：八段錦
金雞獨立 部位：腳部 來源：太極	**交替舞步** 部位：腳部 來源：太極	**落地生根** 部位：腳部 來源：八段錦

閉吼開哈

　　當人體肌肉出現疼痛時，與體內缺氧不完全燃燒，因而產生乳酸堆積無法代謝有關，此時增加肺活量、吐故納新就

很重要。「閉吼開哈」是我參加愛笑瑜珈的活動之後，親自體會出來而發展的動作，這是一種拍手擴胸配合呼吸發聲的氣功，藉此增加呼吸量。「閉吼開哈」發聲目的是紓解壓力，當人體的壓力被釋放出來之後，身體的疼痛也會隨之減少，而聲音可以加強氣血循環，如果能夠在空曠的地方發吼出來，會是一種很好的舒壓運動。

「吼哈」兩個聲音是人類從小就會發出的聲音，發「吼」音時口腔前小後大，發「哈」音時，口腔前大後小；發「吼」音時共鳴點在胸腔，發「哈」音時共鳴點在腹腔的丹田穴。

我們發出聲音時產生的振動可以幫助呼吸和血液循環，一般人運動的時候常常忽略呼吸，正確的呼吸方式則是動作的時候吐氣，而發出吼哈聲就是最好的吐氣呼吸法。

當我們拍手的時候，可以讓手部的五臟六位產生震動，我運用許多手部的穴位注射治療痠痛，也鼓勵患者多拍手通氣血。拍手也是一種正面的肢體語言，我們快樂的時候會拍手，此時也會自然而然地感到快樂。

如果剛開始做此動作時無法長笑或大笑，不妨先做打開雙手做「哈」的動作，打開雙臂動作是一個勝利者的姿勢，可以讓人心胸開闊，充滿正向的力量。

閉吼開哈的做法是以四拍「吼吼哈哈」為一回，拍兩次，開兩次，重複此動作10到15回，重點是運動時要配合呼吸的節奏。如果在人多的地方不方便發出聲音時，也可以改用十指交扣的方式取代拍手，再用丹田小聲地哈氣出聲。

閉吼開哈

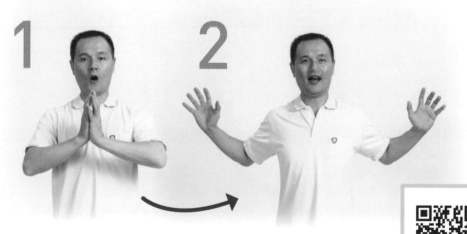

1

拍手兩次，喊兩聲「吼！吼！」

2

手臂打開兩次，喊兩聲「哈！哈！」

✕✕✕ 示範動作
✕✕✕ 馬上看

雙手托天、閉氣提肛

現代科技日新月異，很多人都無法避免當個低頭族，或是經常坐在電腦前上網，無論是上班族或老人家，都可能有坐太久的問題，所以大家都可以做雙手托天搭配閉氣提肛的動作，藉此改善脊椎側彎的問題，並且端正姿勢，改善駝背，防治肩頸痠痛，更可提升副交感神經，減輕肌肉痠痛。

做法是，先把氣吐乾淨，再深吸一口氣，雙腿併攏，閉氣提肛，將雙手高舉過頭。用力向上推，好像天要掉下來一樣。此時眼睛維持向上注視自己的雙手，閉氣15秒再把雙手放下，直到吐氣乾淨為止，接著再深吸氣進行三次重複動作，歷時約一分鐘。第一週可以做到一日五回，一回三次，一次十五秒，再循序漸進地增加運動次數和時間。

要注意的是，運動時一定要記得閉氣提肛，集中肌力。提肛就是屁股夾緊的動作。屁股夾緊時無形中會用到腹部的力量，讓自己的下腹部有張力，又能姿勢端正，讓身體更挺、站姿更有力。

雙手托天、閉氣提肛

1

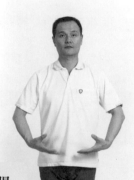

雙腿併攏，閉氣提肛，掌心朝上，從腰部位置從慢慢往上舉。

2

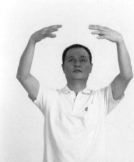

當手舉到接近肩膀時，慢慢轉成手指相對，掌心朝下。

3

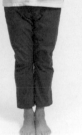
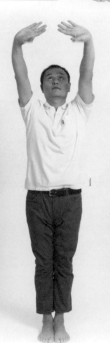

接著翻轉手掌，用力往上推；眼睛注視雙手，閉氣15秒再把手放下。

訓練氣的運動……雙手托天、閉氣提肛

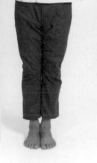

◇◇◇ 示範動作
◇◇◇ 馬上看

十巧手

　　民間廣為流傳的十巧手運動，主要是利用刺激經絡的方式促進氣血通順，改善身體狀況。例如：第一巧，主要是刺激合谷穴與大腸經，可以補氣；第二巧，可以刺激後溪穴與小腸經，對紓解肩頸痠痛很有效果；第三巧，有助於刺激大陵穴與心包經，可改善腳底筋膜炎。

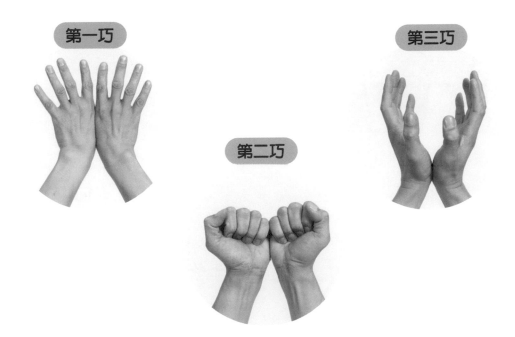

第一巧　第二巧　第三巧

落地生根（跟尖不倒）

　　落地生根就是跟尖不倒，在第二章末梢連動中有提過，做法一樣。

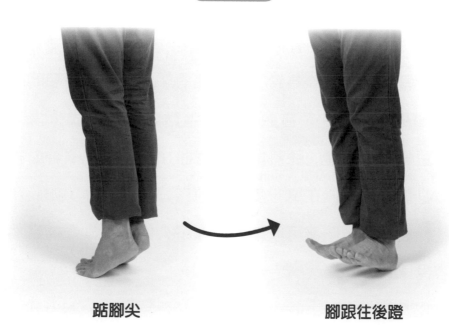

跟尖不倒

踮腳尖　　　　　　　　　　　腳跟往後蹬

181

交替舞步

在我過去將近二十年的行醫生涯中，常常看到許多人因為久站而造成膝痛，但卻很少見到跳慢舞的患者因膝痛來看病。於是我猜想，在翩翩起舞的步伐中，一定有什麼人體功學的祕訣，讓他們跳上一整晚也不覺得累！

當一般人站立時，膝蓋會完全伸直，或是向後過度伸張五度，使得膝關節的骨骼、軟骨及半月軟骨一同承受身體的重量。當我們站著的時候，在足部的著力點是在雙腳的腳後跟，如果時間一久，自然就會產生循環不良造成勞損。但是在跳舞時，人體的膝蓋會向前彎曲10～15度，跟著節拍律動，身體的重心放在單一隻腳的前三分之一部分，如此左右交替移動重心，膝蓋可收縮或放鬆，人體循環良好，自然就不容易感到痠痛。

在此構想之下，我設計運用「交替舞步法」的方式，指導患者改善久站膝蓋痛的問題。首先，把雙腳打開與肩同寬，膝蓋微彎10～15度，重心放在單腳足部的前三分之一，

這裡是湧泉穴的位置，讓重心左右交替移動，輪流休息；運動時雙腳千萬不要太用力，而是要柔軟地交替活動，如同荷葉搖動一般。出力的那一腳，感覺彷彿就要從原地跳起來般，如同在運動場上準備接球時的姿勢。

　　提醒大家千萬要記得，當我們站立時，骨盆、脊椎及足部要成一直線，而不是站成三七步，否則身體歪斜，長期下來就會導致腰痛。當我們一腳承受全身體重時為「實腳」，另一腳的腳尖著地、腳跟提起則是「虛腳」，如此虛實分明，左右交替，肌肉骨骼收縮舒張得到平衡，自然便能甩掉疼痛，恢復健康。

訓練氣的運動 ⋯⋯ 交替舞步

交替舞步

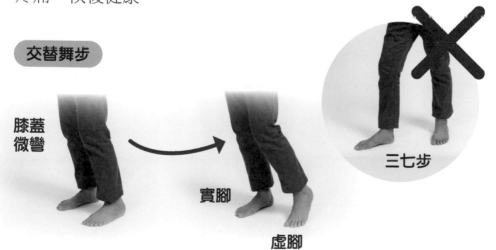

膝蓋微彎

實腳

虛腳

三七步

金雞獨立

　　金雞獨立的動作在第二章減底面積的單腳獨立中曾提及，做法相同。每次維持10～15秒。

單腳獨立（金雞獨立）

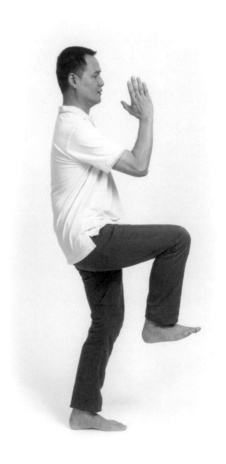

抱膝正脊

　　自我抱膝正脊運動法，是源自於「礒谷式力學療法」的一種骨盆操，礒谷式力學療法是由日本人礒谷公良先生所創，除了可矯正長短腳之外，也有助於緩解背痛及改善脊椎側彎，如果想要擺脫「蝴蝶袖」的困擾，多做這個動作也可以達到目標。

　　抱膝正脊的做法是，先在一塊平坦的地板或床面，將兩膝合併，雙手掌十指交扣在雙膝上；接著抱住自己的膝蓋，向下巴的方向搖30下，再將頭微抬起來，腹肌用力，搖20下。如此30下、20下為一回，做四回共200下。自我抱膝正脊運動法可以鍛鍊腹肌及核心肌群。搖的過程要輕快，如同搖泡沫紅茶般，愈輕快則泡沫多。重點在於振幅小、頻率快，快有助行氣，如果做法正確的話，就會覺得雙耳熱熱地，促進全身的氣血循環。

抱膝正脊

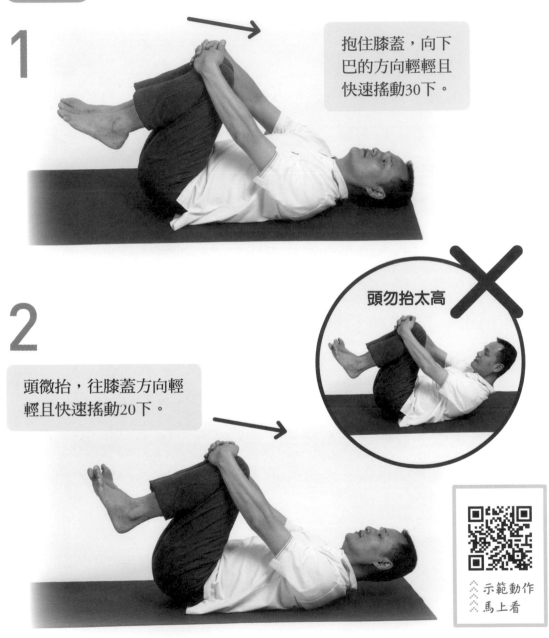

1

抱住膝蓋，向下
巴的方向輕輕且
快速搖動30下。

2

頭微抬，往膝蓋方向輕
輕且快速搖動20下。

頭勿抬太高 ✗

示範動作
馬上看

小7伏地

　　人體出現疼痛症狀時，軀體姿態通常都是向前蜷曲，背部緊縮的姿勢，如此一來會造成胸腔及腹腔受到壓迫，吸氣及吐氣量均隨之減少，體內組織的含氧量自然就跟著減少，而人體缺氧的組織又容易產生疼痛，形成愈疼痛、愈蜷曲、氣愈短的惡性循環，呼吸也越來越淺。當人體氣不足的時候，就如同一隻洩氣的黃色小鴨，垂頭喪氣地在水面上載浮載沉。

　　另一方面，人體背部緊縮的肌肉因腔室壓力太大，血液灌流減少，就會產生更多乳酸堆積，於是造成更多的疼痛症狀。人體的肌肉群有拮抗作用，也就是伸肌收縮的時候曲肌就會放鬆，這樣的協調是經由大腦調控，利用這個原理，我們可以收縮腹肌，讓背部肌肉放鬆。

　　「小7伏地」的動作就是讓身體趴下，雙肘呈90度，兩手在胸前也呈90度相交，用前臂撐起上背，雙膝著地，臀部微微抬高，這時候腹肌會強烈收縮。由側面看來，前臂肩膀和

身體的線條如同一個阿拉伯數字7，而且是伏地的姿勢，所以命名為小7伏地。

剛開始做這個動作時，不求秒數多少，能夠撐住5秒，10秒都好，最後目標就設定在90秒，一天最少做三回。這是一個靜態的腹肌等長收縮運動，目的是利用身體的重量，加上伏地的姿勢強迫腹肌收縮。在此同時，經由大腦的調控機制也能強迫背肌放鬆，如此一來，可以促進背肌的血液循環，自然就可緩解疼痛。

小7伏地是一種最簡單有效的腹肌鍛鍊，現代人坐在辦公室的時間太久了，身體前側的曲肌因放鬆而縮短，身體後側的伸肌則因疲倦而緊繃，透過這個伏地的簡易動作，就可以讓平常伏案過久的體態回復平衡狀態。

沒有背痛困擾的人，可以試著做進階版的動作，進一步以腳尖著地，抬高膝蓋，用雙肘90度彎曲撐地。如此撐住90秒，可以加強腹肌，有耐心地持之以恆做下去，很快就可以練就出平坦的小腹，和「大肚男」、「小腹婆」說掰掰。

小7伏地

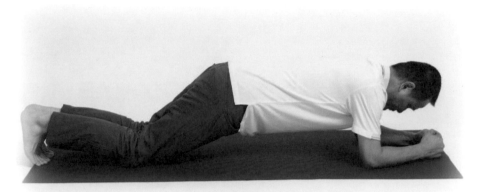

一般動作

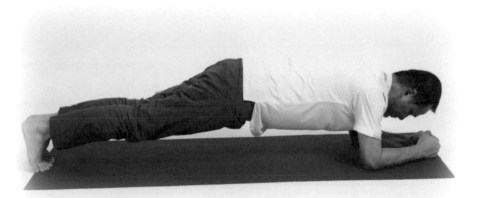

進階動作

示範動作
馬上看

189

生活空間的氣場

　　人體透過運動和飲食，讓身體內的氣順暢流通，我們每天都要吸進外界空氣，此時空氣品質好壞與否，自然也影響著健康。在戶外活動時，我們可以選擇在大自然中活動，至於室內空氣則有賴自己調控。現代有許多上班族待在室內的時間很長，此時空間裡的氣好不好，就會與我們的健康息息相關。

　　好的氣就是一個健康的環境，我們應該設法把氧氣帶進室內空間，最簡單的方式就是擺設植物。人類本來就跟植物及其他自然萬物共同生活，但是現代人一看到螞蟻、昆蟲、蟑螂，就會馬上想辦法消滅牠們，卻讓自己終日與水泥、

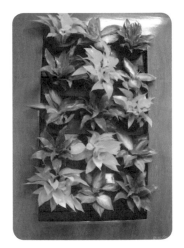

室內植物

塑膠製品處在同一個空
間，這是一種不健康的
生活方式。

　若要改善室內空氣
品質，栽種室內植物首
推黃金葛，它不僅非常
好照顧，也是有名的去
毒植物。此外，我也非
常推薦營造出一個「魚
菜共生」的空間，也就
是常見的觀賞魚缸上面
加種植物或蔬菜。

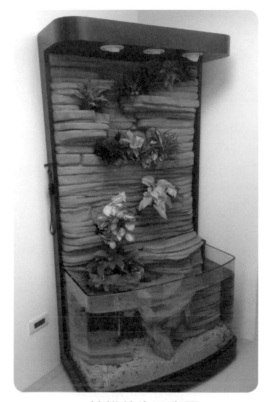

養耕共生示意圖

　魚的排泄物及飼料殘渣是植栽生長的最好養料，而植栽
的根系與生菌又是水質處理淨化的最佳生物濾材。如果我們
在上面種地瓜葉，下面用台灣本土魚種蓋斑鬥魚，不需要額
外裝置氧氣機。植物與魚會作一個循環，不必花太多心思照
顧，等到地瓜葉收成之後，可以拿來打成汁喝，變成提供腸

道最好的益生源。

要注意的是，室內的通風也很重要，台灣的建築空間較為密閉，所以常常發生一氧化碳的中毒事件。一氧化碳跟血紅素的結合力是氧氣的250倍，空氣中的氧約占20%，只要含有0.1%的一氧化碳，我們就吸不到氧了，當氧的位置被一氧化碳占住時，很快就會中毒。

日本有些房子是會「呼吸」的，因為在興建時設有一個隱形通風口設計，可以讓氣進去，如果建築界願意研究這樣的設計，並列入台灣的建築法規當中，相信對國人身心健康將是一大幫助。

為了維持身體健康，我也大力推薦「抱樹」活動，希望大家能夠找時間多抱樹。一般說來，大多數人能夠想到維持健康的方式就是注意飲食、運動與看醫生三個面向，但其實抱樹是一種很方便的養生之道，因為樹本身是有生命的，無論用抱或用摸的，甚至是赤腳去踩樹根，都對身體健康有益，但要注意不要傷害到樹木。

當人類追求健康的生命時，應該包括自己和萬物，這才

是真正的好生之德，而非只關注自己的養生，當人體健康而樹也能活下去時，昆蟲與動、植物也能好好地存活於大自然，在這個良好的和諧環境中，人類才能真正健康地活在美麗的地球上。

　　在大家致力於改善空氣時，還需要一個量化基礎，例如城市不只靠綠化，還要進一步把綠化量化出來，如果大家都可以執行的話，就會產生龐大的效果。只要儘量讓都市住宅的陽台都綠化，就可以把綠化產生的作物做為食物來源。例如，地瓜葉是一種生長力很強的台灣本土蔬菜，民眾只需陽台一隅就可自行種植。地瓜葉有青、赤、黃、白、黑各種顏色，如果每種顏色都種一點，依據五行養身理論，吃下自己栽種地瓜葉的同時，也可以照顧到心、肝、脾、肺、腎等臟器，或許這種吃法不能完全取代一日所需的蔬菜量，但卻可以做為一種補充品，如果把地瓜葉打成汁來喝，就可以治療與預防大腸癌，讓腸道產生足夠氫氣，對抗老化與癌化。

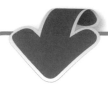

在家也可以創造
生態系統，清淨空氣

　　根據研究，室內環境受汙染的程度比室外環境還要高上10倍，室內空氣汙染主要來自於家具、地毯、影印機、窗簾帷幕、絕緣材料、油漆，或是建築材料釋放出來的揮發性有機物質（Volatile Organic Chemicals, VOCs）；在通風不良的室內環境中，二氧化碳濃度更高達600ppm。

　　在工業化社會中生活的現代人，一生當中約有80％至90％的時間待在室內，萬一室內空氣受到汙染就會出現過敏或頭痛，此時我們的眼、鼻、喉嚨都容易受到病菌感染，甚至會產生

「病態建築症候群」（Sick Building Syndrome, SBS），容易感冒、皮膚乾燥發癢、嗜睡、噁心、無法專注、易疲勞、對氣味敏感等症狀。

　　身為居住空間的主人，我們要如何改善室內空氣汙染呢？栽種室內植物是最有效的方式之一。美國太空總署（NASA）歷經25年研究，發現室內植物可以淨化空氣，是打造健康居家辦公生活不可或缺的重要角色。

　　想要改善空氣品質，更進一步的方法是在室內打造一個小小生態系統，例如魚菜共生的做法，台灣稱「養耕共生」（目前設立有台灣養耕共生協會）。魚菜共生是很古老的耕作方式，充滿古代農民的智慧。

古老的複合式養殖智慧

魚菜共生（Aquaponics），是一種結合水產養殖與農業耕作，形成共生共榮的永續有機生產模式，農業耕作不需要大量施肥，水產養殖不需常換水，是一種節省資源的生產模式。

魚菜共生技術最早文獻可追溯到1500年前的阿茲特克（Aztec），也就是現代的墨西哥中部地區，與傳統土耕相較之下，這種方法可以增加8倍產量，中國的「桑基魚塘」則是魚菜共生的一種方式。桑基魚塘是廣東省珠江三角洲一種獨具地方特色的農業生產形式，盛產蠶桑、塘魚、甘蔗，但常鬧洪澇災害，嚴重威脅著人民的生活和生產活動。當地人民因地制宜地在一些低窪的地方，把土地挖深為塘，飼養淡水魚；將泥土堆

砌在魚塘四周成塘基，可減輕水患。這種塘基的修築可謂一舉兩得，因為堆土築基，填高地勢，相對降低地下水位來種植果樹，如栽植荔枝、柑橘、龍眼等果樹，後來因蠶絲經濟價值更高，於是改種桑樹，這就是「桑基魚塘」名稱的由來。

桑基魚塘

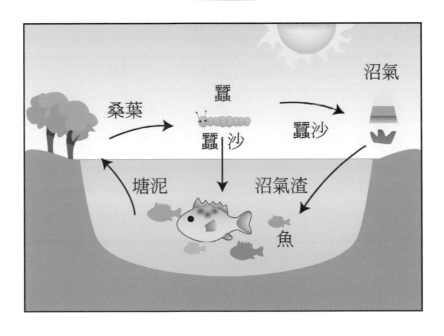

　　魚塘主要的生產系統為：蠶沙（蠶糞）餵魚，塘泥肥桑，栽桑、養蠶、養魚三者有機結合，形成桑、蠶、魚、泥互相依存、互相促進的良性循環，不僅避免了窪地水澇之患，也營造出一個理想的生態環境，達到理想的經濟效益，同時也減少環境汙染。

適合現代家庭的魚菜共生系統

　　如果把桑基魚塘的規模縮小，現代家庭也可以創造一個小小的生態系統，也就是在常見的觀賞魚缸上面，加種一些植物或蔬菜，這是一種水產養殖和水耕種植，形成對彼此互利的複合養殖法。有很多人不知道，魚的排泄物及飼料殘渣是植栽生長的最好養分，而植栽的根系與生菌又是水質處理淨化的最佳生物濾材。

　　妥善運用魚類養殖產生的廢棄物，藉由硝化細菌轉換成養分，廢物主要先是氨，將它轉換成亞硝酸鹽和硝酸鹽，然後被抽運到植物吸收的生物濾池系統，成為

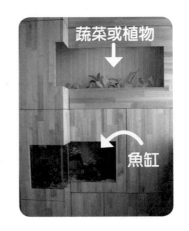

植物的養分；植物同時幫忙過濾並還給魚缸無毒的水，也能生產出清淨的空氣、如此一來，將可化解室內空氣中的有毒汙染物。這兩個系統相互補充，成為室內微生態系統。

　　魚菜共生系統坊間已有業者運用科技開發，提供多種既可觀賞又可提供鮮鮮空氣的組合，提供現代人可以輕鬆接觸大自然以及創造優質室內空間的選擇。

（資料參考：新光綠宝股份有限公司）

血液的人體之旅

循環

「血為氣之母，氣為血之帥。」氣與血存在著相互依存、相互制約和相互為用的密切關係。氣血的「血」，顧名思義就是血液，當血液流動全身經過每個器官時，就是一種循環。只要人體的循環好，氣血就會通順。

人體的循環主要有三大系統，包括動脈、靜脈與淋巴。動脈與靜脈，一出一入，中間如果出現漏洞，要靠淋巴回流來填補補救。在正常的情況之下，動脈與靜脈之間應該是完全沒有漏洞的，萬一出現漏洞的話，淋巴會去補接，三個系統互相支援。

動脈指的就是心臟，也就是心肺功能；靜脈回流就是肌肉的收縮；而淋巴循環則與呼吸有關。如果心臟動脈有廢物或卡到髒東西，一出血就可能引發心臟病，嚴重時可能會危

及性命，因此動脈的健康與否就顯得非常重要；血管阻塞也是一種動脈的問題，動脈能否保持暢通？就看血管的內皮細胞是否健康。血管內皮細胞就像道路，當道路平坦時，交通就會流暢，循環最重要就是交通要保持流暢，而前提是道路要平整。

人體血管的內皮細胞面積很大，如果血管內皮細胞膜不穩定，就會影響人體的循環。在自然醫學中，主要是運用「油」來修補體內的細胞膜。這種油就像是手機塑膠包膜保護著手機，而這層膜最主要的成分就是「油脂」，所以平衡的油脂就成了人體健康的重要關鍵。

人體血液的循環網絡系統像一個環無端，猶如一個圓。遍布全身的每一個細胞，就像道路系統，牽一髮動全身。想要維持良好循環，最重要就是「路」要暢通，至於這條「路」該怎麼通？有以下兩個重點。

1. **路平專案。**路（血管）不平就會卡東西，例如膽固醇，當我們的內皮細胞健康的話，就不怕這些東西，人體會自然

代謝掉，不會卡在血管內。

2. **循環的動力。**保持「道路」平坦之後，要用什麼樣的力量讓循環暢通，一直往前呢？有三個最主要的力量，一是心臟，強化心肺功能；二是呼吸產生的負壓，練習呼吸，讓氣充足進到體內；三則是骨骼肌隨意肌肉的正常收縮運作。

　　為了促進循環保持在最佳狀態，建議大家可以從事強化心肺功能的運動，想要強化心肺功能，主要就是靠跑步、游泳與騎腳踏車，這三項運動都可以加強心肺功能。

　　練習呼吸的關鍵主要在於控制，不控制的呼吸叫勞動或普通運動，有控制的呼吸才稱之為練功。有控制的呼吸訓練首先是練習長吸與長吐，讓呼吸變久一點，吸氣要夠長、吐氣要夠久，然後再訓練「長笑」。長笑可讓廢氣吐乾淨，如果身體的廢氣都吐乾淨了，那麼新鮮空氣自然就會進來。

　　深呼吸是另一種有效促進循環的方式，因為深呼吸會產生負壓，訓練內臟肌，還可以把血液回收到心臟來，然後心

臟再將髒血排出去。

　　至於骨骼肌隨意肌肉的收縮，主要是在於下肢腳部肌肉的訓練。腳被稱為第二個心臟，當你運動或深呼吸時，腳的靜脈瓣膜會讓血液回流，促進循環。

再生

　　血小板有止血與促進生長因子的功能，我們常聽到的軟骨再生，主要是指軟組織的再生、筋的再生，這些都跟血小板有關。當身體受傷流血時，血液中的血球就會引起發炎，產生疼痛感，血小板則負責產生生長因子，這些生長因子就會產生訊號，發動細胞轉化與分裂，讓傷口癒合，完成再生，也就是透過「流血→發炎→疼痛→癒合這條路」，再生完成。平時可以運用穴位拍打促進生長因子，因為穴位的拍打會產生微出血，因此除了調壓，也有再生的功能。

　　身體另一個癒合能力藏在骨髓裡面，骨髓裡面有幹細胞，但是要怎麼刺激它出來呢？建議可以利用穴位拍打方

式，也就是前述提及的米球敲打，或是每天常做「跟尖不倒」運動，刺激幹細胞的再生能力。

人體自我癒合的能力很強，就看我們是否啟動它，如果適時引動，讓體內的髒東西順利排出，身體的細胞再生功能會更理想，讓再生能力與陳代謝能力一樣好。通常人體每七年會完成一次全身性的代謝，如果在此過程中，常常刺激生長因子，促進代謝效果，等於每七年即可換掉體內的有毒物質，得到煥然一新的身體。

以上提到的各種動作，無論何時開始做都不嫌晚，只要開始執行，很快就可以明顯感覺到自己健康狀態獲得改善。

悅讀健康系列 115Y

健康金三角養生法【暢銷修訂版】

作　　者／蔡凱宙
採訪整理／黃鈺雲
企畫選書／林小鈴
責任編輯／潘玉女

業務經理／羅越華
行銷經理／王維君
總 編 輯／林小鈴
發 行 人／何飛鵬
出　　版／原水文化
　　　　　台北市南港區昆陽街16號4樓
　　　　　電話：（02）2500-7008　　傳真：（02）2502-7676
　　　　　E-mail：H2O@cite.com.tw　部落格：http://citeh2o.pixnet.net/blog/
發　　行／英屬蓋曼群島商家庭傳媒股份有限公司城邦分公司
　　　　　台北市南港區昆陽街16號8樓
　　　　　書虫客服服務專線：02-25007718；25007719
　　　　　24小時傳真專線：02-25001990；25001991
　　　　　服務時間：週一至週五上午09:30～12:00；下午13:30～17:00
　　　　　讀者服務信箱：service@readingclub.com.tw
劃撥帳號／19863813；戶名：書虫股份有限公司
香港發行／城邦（香港）出版集團有限公司
　　　　　香港灣仔駱克道193號東超商業中心1樓
　　　　　電話：(852)2508-6231　　傳真：(852)2578-9337
　　　　　電郵：hkcite@biznetvigator.com
馬新發行／城邦（馬新）出版集團
　　　　　41, Jalan Radin Anum, Bandar Baru Sri Petaling,
　　　　　57000 Kuala Lumpur, Malaysia.
　　　　　電話：(603) 90578822　　傳真：(603) 90576622
　　　　　電郵：cite@cite.com.my

國家圖書館出版品預行編目(CIP)資料

健康金三角養生法 / 蔡凱宙著. -- 修訂二版. -- 臺北
　市 : 原水文化出版 : 英屬蓋曼群島商家庭傳媒股
　份有限公司城邦分公司發行, 2024.04
　208面 ; 17×23公分. -- (悅讀健康系列 ; 115Y)
　ISBN 978-626-7268-84-1(平裝)

1.CST: 健康法 2.CST: 養生

411.1　　　　　　　　　　　　　113003481

美術設計／李京蓉
內頁繪圖／黃建中
攝　　影／水草攝影工作室
製版印刷／科億資訊科技有限公司
初版一刷／2014年12月4日　初版5.5刷／2015年9月4日
修訂一版／2016年12月8日　修訂一版3刷／2022年7月1日
修訂二版／2024年4月9日

定　　價／350元

ISBN: 978-626-7268-84-1(平裝)

城邦讀書花園
www.cite.com.tw